中国医学科学院肿瘤医院

于 媛 主编

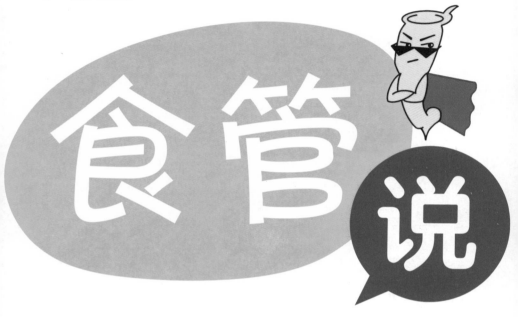

食管说

食管手术患者康复500问

U0278526

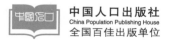

中国人口出版社
China Population Publishing House
全国百佳出版单位

图书在版编目（CIP）数据

食管说：食管手术患者康复 500 问 / 于媛主编 . --
北京：中国人口出版社，2023.2

ISBN 978-7-5101-8916-6

Ⅰ．①食… Ⅱ．①于… Ⅲ.①食管癌－防治－普及读
物 Ⅳ.① R735.1-49

中国版本图书馆 CIP 数据核字（2022）第 245368 号

食管说：食管手术患者康复 500 问

SHIGUAN SHUO: SHIGUAN SHOUSHU HUANZHE KANGFU 500 WEN

于媛　主编

责 任 编 辑	魏　娜	
装 帧 设 计	北京楠竹文化发展有限公司	
责 任 印 制	林　鑫　任伟英	
出 版 发 行	中国人口出版社	
印　　　刷	北京朝阳印刷厂有限责任公司	
开　　　本	880毫米×1230毫米　1/32	
印　　　张	8	
字　　　数	200千字	
版　　　次	2023年2月第1版	
印　　　次	2023年2月第1次印刷	
书　　　号	ISBN 978-7-5101-8916-6	
定　　　价	49.80元	

电 子 信 箱	rkcbs@126.com
总 编 室 电 话	（010）83519392
发 行 部 电 话	（010）83510481
传　　　真	（010）83538190
地　　　址	北京市西城区广安门南街 80 号中加大厦
邮 政 编 码	100054

编　者

名誉主编　薛　奇　毛友生　李　印

主　编　于　媛

副主编　王　镇　孙　捷

编　者（按姓氏笔画排序）

王　镇　王进一　吕　扬　朱清淼　刘　娜
孙　捷　李　娜　李　敏　李东芳　李春季
李舒馨　张　青　陈　郁　孟　越　崔红红
康　然　梁　蕊　薛一博

视　频（按姓氏笔画排序）

于　丹　刘　畅　刘欣哲　李　琪　李东芳
夏思秋　崔红红

插　图（按姓氏笔画排序）

王诺筱萱　朱清淼　李　烨

照　片（按姓氏笔画排序）

刘　畅　刘欣哲　崔红红

为食管癌患者写本科普书的念头由来已久。食管癌是我国常见的消化道恶性肿瘤，发病率和死亡率分别居全部恶性肿瘤的第 6 位和第 5 位。目前，以手术为主的综合治疗仍是食管癌最主要的治疗方式，但食管癌手术风险高、创伤大，患者康复之路曲折而漫长。在临床中，我们日夜守护、陪伴患者，见证了千千万万个患者康复出院回家，回答了患者千千万万个问题，想在此一并整理成册，给那些有需要的朋友。从想法到实行，我们花了 4 年时间。这 4 年，我们不断调查、询问、检索、求证；成立了以食管癌专业背景护士为漫画师的科普漫画团队，获得以食管为原型的漫画形象"小食"的独立版权，并作为本书的插图；自行拍摄照片和视频；尽最大努力将专业知识以通俗的语言讲给患者和家属朋友们。

中国医学科学院肿瘤医院胸外科连续 11 年在复旦专科排行榜位列第一，其中食管癌专业以李印主任的"免管免禁"理念和"李氏吻合法"享誉业内外，年收治食管癌患者千余例。在此平台上，食管癌护理团队也具有一定的科研和创新能力，他们从事临床护理工作之余，精益求精、不断探索，力求用科学手段促进患者康复，提高患者生活质量，发表学术论文数十篇，授权专利 85 项，漫画版权 1 项。我们将多年经验汇集成书，希望能帮到患者和家属朋友们。蒙李印主任百忙中挥翰题序，为本书增色不少。

与癌魔斗争，是一条漫长之路，暂时还无法毕其功于一役，我们愿做您抗癌路上的朋友，与您并肩作战！

于嫚

2022 年 7 月

　　食管癌是我国常见的恶性肿瘤，每年我国食管癌的新发患者数占全球一半以上。食管癌主要的有效治疗手段包括手术、放射治疗和药物治疗，其中手术和以手术为主的多学科综合治疗是治疗食管癌最主要和最有效的手段。然而，食管癌的诊断、治疗和患者的康复管理是一项非常复杂的系统工程，不但需要专业的知识和专业的医生护理团队，而且需要患者及其家属的理解、配合，以及相关常识的了解和普及，才能使患者得到合理的诊治，获得更好的治疗效果。

　　中国医学科学院肿瘤医院胸外科食管外科医生护理团队，是国内唯一，也是最大的诊治食管癌和食管疾病的专业团队。于媛护士长和她带领的护理团队，具有非常丰富和专业的食管癌护理相关知识和管理经验，在长期临床工作中建立了一系列科学先进的管理理念和模式，深受业界的好评。

　　本书以科普的形式，把食管癌患者从检查到治疗、从手术到护理、从术前到术后、从院内围手术期到院外居家护理，患者和家属可能遇到的复杂抽象的医学问题，设计为 500 个常见问题，以问答的形式，图文并茂，并结合短视频呈现给读者，直观、形象、生动。不论是对食管癌患者，还是对患者家属，此书全面具体、通俗易懂。

　　作为一名长期专注于食管癌诊治的医务工作者，祝贺此书喜获出版，并向广大食管癌患者及其家属推荐此书，相信大家阅读此书定会少走弯路、有所裨益。

中国医学科学院肿瘤医院

Contents ‖‖ 目 录

食管癌概述篇 ——————————————

术前检查篇 ——————————————

围手术期治疗护理篇

术后常见问题篇

皮肤护理篇

呼吸道护理篇

血栓预防篇

静脉治疗篇

营养护理篇

术后异常情况篇

出院相关问题篇

食管癌概述篇

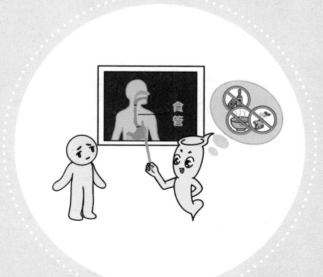

1. 什么是食管癌?

食管是连接下咽和胃的一个空腔器官，食物在口腔中咀嚼完成后，通过的第一个管道就是食管，全长约 25 厘米。食管可以产生由上而下的蠕动波，从而将咀嚼好的食物送进胃内。食管癌泛指发生于食管上皮组织的恶性肿瘤。食管癌常见的病理类型有食管鳞状细胞癌（简称鳞癌）、食管腺癌、食管小细胞癌以及食管癌肉瘤等，其中食管鳞癌在我国最为常见，我国超过 90% 的食管癌患者病理类型为鳞癌。

2. 哪些因素会引起食管癌?

食管癌的发生是遗传、环境等多种因素综合作用的结果。这些因素的根本作用在于长期损伤食管黏膜，导致上皮细胞反复损伤修复、异常增殖。食管癌的病因目前尚不清楚，但普遍认为，食管癌的常见危险因素包括饮食习惯、不良生活方式、遗传因素等。

饮食习惯方面，喜过烫饮食、进食过快、食物过硬或过于粗糙可能与食管癌发生有关。研究表明，相当一部分食管癌可能是被"烫"出来的，其实这与食管黏膜的结构特性有关。研究发现，人体最适宜的进食温度为 10～40 摄氏度，一般耐受的最高温度为 60 摄氏度。食管在接触 75 摄氏度左右的热饮热食时，黏膜会受到烧灼，并脱落、修复、更新。在这种反复的损伤修复过程中，有一些细胞的复制过程发生"错误"，变成了"异常"细胞，甚至最终癌变。同理，长期食用粗糙、干硬的食物，且进食太快使食物不能被充分咀嚼，也容易损伤食管黏膜上皮，从而产生类似的作用，诱发食管癌。

另外，腌制食品、霉变食品及槟榔等含有亚硝胺及生物碱等致癌物，长期食用会显著增加食管癌的发病风险，而饮食结构中维生素及微量元素的缺乏也是食管癌的高危因素。吸烟、饮酒等不良生活方式及遗传因素的作用，将在下文逐一介绍。

3. 食管癌的常见症状有哪些？

食管癌在早期一般无症状，因此除了胃镜检查一般不易发现。进展期食管癌的主要症状是吞咽困难，典型的症状为进行性吞咽困难，即随着病情的进展，消化道梗阻逐渐加重，吞咽困难越来越明显；部分患者因为肿瘤或淋巴结外侵可出现胸痛、声音嘶哑、饮水呛咳、刺激性咳嗽等症状。绝大部分进展期食管癌患者合并体重下降等营养不良表现。

4. 为什么食管癌发现时多数是中晚期？

食管癌在早期往往没有任何症状，只能通过胃镜检查发现，而胃镜检查目前还不是常规的体检项目。另外，肿瘤一旦侵及黏膜下层，很容易发生淋巴结转移。因此，大多数食管癌患者在出现症状而就诊时往往合并淋巴结转移或远处转移，此时已经到中晚期。因此，在高发区和高危人群中进行内镜普查，有助于食管癌的早期诊断。

5. 食管癌是如何扩散和转移的？

食管癌的扩散和转移主要通过 3 个途径。①直接外侵：

肿瘤逐渐增大，穿透食管的外膜层，可以侵及食管周围组织，包括纵隔胸膜、肺、气管、大血管、喉返神经、胸导管等；②淋巴结转移：食管具有丰富的黏膜下淋巴管网，肿瘤一旦侵及黏膜下层，就极易沿淋巴管发生淋巴结转移，由于食管走行范围较长，因此其淋巴结转移的范围也比较广泛，向上可以转移至颈部，向下可以转移至腹部，横向可以发生胸腔内淋巴结转移；③血行转移：食管肿瘤细胞，通过血液循环可以转移到肺部、肝脏、肾上腺、骨、脑等器官，一旦发生这些部位的肿瘤转移，即是晚期食管癌。

6. 食管癌分哪些病理类型？

食管癌的病理类型包括鳞癌、腺癌、小细胞癌及癌肉瘤等，以小细胞癌的恶性程度最高。近年来，中国、日本和韩国的食管癌病理类型 95% 以上是鳞癌；西方发达国家鳞癌的比例逐渐下降，而腺癌（绝大多数是胸下段）的比例逐渐升高，现在鳞癌与腺癌的比例大约是 6：4。

7. 食管癌会传染吗？

食管癌不会传染。食管癌细胞一旦离开了人体内环境，便不能存活，没有像细菌或病毒那样的传染途径。另外，人体免疫系统对异体癌细胞具有明显的天生的排斥反应，通常食管癌细胞在其他人体中是不可能存活的。因此，食管癌细胞不具备传染能力、不具有传染性。

8. 食管癌会遗传吗？

在食管癌的发生中遗传因素仅起很小的作用，但是的确在一些家系中观察到家族聚集倾向。有食管癌家族史的人患食管癌的概率较高，但还不到肯定会得食管癌的程度，只是需要严格定期进行防癌体检（包括胃镜）。

9. 我国哪些地区食管癌高发？

我国各地食管癌发病率差异很大。高发省份为河北省、河南省、福建省和重庆市，其次为新疆维吾尔自治区、江苏省、山西省、甘肃省和安徽省。食管癌在环太行山区域明显高发，河南省林州市食管癌与贲门癌发病率最高，占当地全部恶性肿瘤的 81.4%。总体上农村发病率较城市更高，男性发病率较女性更高。

10. 吸烟会增加患食管癌的风险吗？

香烟烟雾是一种含多种致癌物质的复杂混合物，其中致癌物质可停留于口腔，并吸收入食管上皮细胞。此外，烟草中含有 60 多种致癌物质，如苯并芘等多环芳烃、环氧化物、内酯、过氧化物及卤醚等，这些致癌物的代谢产物可能导致基因突变从而导致癌症的发生。有研究表明，大量吸烟者比基本不吸烟者食管癌发病率高 7 倍以上。

11. 饮酒会增加患食管癌的风险吗?

酒精对食管癌的作用与饮酒量密切相关,酒精本身并不致癌,但具有促进癌症发生的作用。尤其是长期大量饮用高度酒及烈性酒,对食管黏膜造成严重的慢性刺激,随着时间推移,反复刺激会导致食管黏膜炎症,异常增生,最终癌变。有研究表明,大量饮酒者比基本不饮酒者食管癌发病率要高50 倍。

12. 哪些疾病会引起食管癌?

食管鳞癌目前尚无明确的关联疾病。现有证据显示,食管腺癌的发生与巴雷特(Barrett)食管密切相关。典型的Barrett 食管是在胃食管交界上方出现红色柱状上皮区,部分患者可见反流性食管损伤的征象。活检可证实并找到柱状上皮化生。但是 Barrett 食管的癌变率并不高,一般在 0.61%左右。

13. 如何预防食管癌?

食管癌的预防可分为一级预防和二级预防。一级预防指的是癌症的病因学预防,即危险因素的预防;二级预防是早期发现、早期诊断、早期治疗。

一级预防主要内容包括:避免进食过烫、过硬的食物,进食时细嚼慢咽;戒烟限酒;减少腌制食品摄入,不吃霉变食物;注意饮食结构,均衡营养等。

二级预防主要是进行食管癌内镜筛查。根据《中国食管癌筛查与早诊早治指南》2022 年版，食管癌的高风险人群定义为年龄≥ 45 岁，且符合以下任意一项：①长期居住于食管癌高发地区；②一级亲属中有食管癌疾病史；③患有食管癌前疾病或癌前病变；④有吸烟、饮酒、热烫饮食等生活和饮食习惯。对于食管癌筛查人群与筛查间隔，做如下推荐：①推荐我国食管癌高风险人群每 5 年进行 1 次内镜检查；②推荐低级别上皮内瘤变者每 1 ～ 3 年进行 1 次内镜检查；③推荐低级别上皮内瘤变合并内镜下高危因素或病变长径＞ 1 厘米者每年接受 1 次内镜检查，持续 5 年；④推荐无异型增生的 Barrett 食管患者，每隔 3 ～ 5 年进行 1 次内镜检查；⑤推荐低级别上皮内瘤变的 Barrett 食管患者，每隔 1 ～ 3 年进行 1 次内镜检查。

14. 食管癌的治疗方法有哪些？

食管癌的治疗方法很多，包括手术、放疗、化疗、内镜治疗、免疫治疗、中医中药、射频、激光、粒子植入、支架置入等，其中最主要的是手术、放疗及化疗。临床常常联合应用这 3 种治疗方法中的 2 种或 3 种，科学组合，称为综合治疗。

15. 哪些食管癌患者适合手术治疗？

目前，对于可切除的食管癌，仍然是以外科手术为主进行综合治疗。一般来讲，对于早期病变或癌前病变，可以考虑内镜下切除；Ⅰ期患者可通过单一手术治疗；Ⅱ期、Ⅲ期患者需实施以外科为主的综合治疗，可以在术前或术后根据患者情况给予放疗或化疗；Ⅳ期患者应采取以化疗为主的综合治疗或支持治疗。

（王镇）

术前检查篇

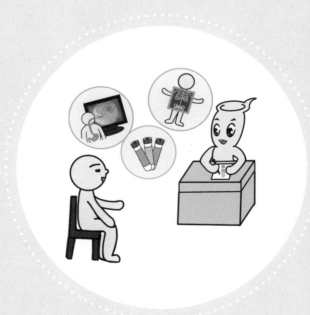

识别二维码
观看视频讲解

16. 术前一般都需要做哪些检查？

大致分为 4 部分检查：化验检查（一般包括血常规＋血型、血生化、凝血功能、病毒指标、肿瘤标志物、尿常规、便常规等，合并其他疾病者还要根据具体情况另行增加，如合并甲状腺疾病的患者还要查甲状腺功能等）；影像学检查（主要是 CT 检查，必要时行 PET-CT、核磁共振、B 超、骨扫描、上消化道造影等检查）；内镜检查（包括胃镜检查，合并其他疾病必要时行肠镜、气管镜等检查）；功能学检查（包括心电图、心脏彩超、肺功能等）。

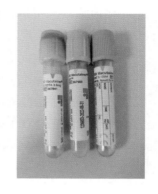

17. 术前为什么要化验血常规，注意事项有哪些？

血常规是通过抽取患者外周静脉血，检查血液中各种血细胞的数量、形态、比例等是否正常的一个化验项目。在临床上广泛应用，通过血常规检查，能够发现是否有炎症性疾病。一般炎症感染时，白细胞数量会明显增加，中性粒细胞比例增高。还可以发现是否有贫血、营养不良等情况，方便临床及时发现并给予针对性处理，所以血常规检查非常重要。

抽血前不宜进食过于油腻或者高蛋白的食物，不宜饮酒，不宜剧烈运动，保持情绪稳定。血常规检查无须空腹进行。部分人群有晕针、晕血等心理障碍，建议家属陪同检查。抽血时应放松心情，避免因过度紧张造成采血困难。

18. 指血常规与静脉血常规有什么区别吗?

指血常规与静脉血常规在红细胞、血小板、白细胞方面没有明显差异,但是对其他检查结果而言,静脉血更为准确。

手指血是采取无名指的指尖,静脉血常采取肘窝处静脉,手指血采取的血量比较少而且末梢神经较多,所以相对来说感觉更为疼痛。手指血的准确率受到手部温度、人员操作等多种方式影响,结果存在不稳定性。

静脉采血的疼痛感相对较轻,真空采血系统含有抗凝剂,标本的混合也会更加均匀,因此受到人为因素影响更低,检查结果会更加准确、稳定,对临床医生的判断价值会更高。

19. 术前为什么要化验血生化,注意事项有哪些?

血生化检查包括肝功能、肾功能、空腹血糖、血脂、心肌酶等,不同的医院其生化检查结果会略有不同。血生化检查中的不同项目,检查结果的意义不同,如肝功能是检查肝胆消化系统的,肾功能是检查肾脏及泌尿系统的,心肌酶是检查心脏功能的,所以术前通过血生化情况来了解患者的全身状况,具有重要的临床意义。

血生化检查前一天晚间 12 点后应禁食禁水,因为进食和饮水之后会影响血生化检查的结果。

20. 术前为什么要化验凝血功能,注意事项有哪些?

肿瘤患者由于体内癌细胞本身的促凝特性,凝血因子分泌异常,导致凝血功能紊乱,尤其是术中受到创伤及围手术期药物和输血的应用，会进一步激活凝血功能，加重凝血功能紊乱，易造成患者血栓、出血或渗血等。故准确监测肿瘤患者凝血功能，查找凝血异常的原因，对纠正患者凝血异常，预防血栓形成，减少术后出血或渗血，具有重要意义。

采集凝血标本前，患者应空腹，避免情绪激动、剧烈运动，如服用抗凝药物应提前告知医生。

21. 术前为什么要化验病毒指标，注意事项有哪些？

病毒指标主要包括乙肝、丙肝、梅毒以及艾滋病等。做这些检查一是为了发现乙肝、丙肝、梅毒和艾滋病毒感染者。这些患者所使用的医疗器械要进行专门消毒或单独使用，防止乙肝、丙肝、梅毒和艾滋病毒在院内交叉感染。二是鉴定患者感染病毒的时间。如果患者在手术前检查未感染病毒，而手术后不久发现病毒感染，感染则可能与本次手术或术后治疗有关。我国自 2012 年开始，要求进行外科手术及侵入性诊疗操作（所有涉及外科操作的内科、内镜以及妇科、产科、牙科等常规医疗操作）的患者在操作前进行常规筛查病毒指标。

抽血时间空腹及非空腹均可，结果快速、准确、可靠。但在这些疾病的窗口期可能会检测不到，还有出现假阳性或弱阳性结果的可能性，因此确诊需要做进一步详细检查或者定期复查。

22. 术前为什么要化验肿瘤标志物，一般检查哪几项肿瘤标志物，注意事项有哪些？

肿瘤标志物的检测对肿瘤辅助诊断及判断肿瘤预后、转归、评价疗效，都具有重要的临床意义。随着分子生物学和人类基因组计划的开展，越来越多特异的肿瘤标志物被发现和应用，为肿瘤的早期诊断提供了新的途径。

肿瘤标志物是指在肿瘤的发生和增殖过程中，由肿瘤细胞本身所产生的或者由机体对肿瘤细胞的反应而产生的，反映肿瘤存在和生长的一类物质。

肿瘤标志物检测一般包括以下几个项目：癌胚蛋白、肿瘤抗原、酶类标志物、激素、血浆蛋白。但是肿瘤标志物并不具备高度特异性，肿瘤标志物检测呈阳性不一定就是有肿瘤，而仅仅是一种提示和信号，提示检测者属于高危人群，需要结合进一步检查来诊断；肿瘤标志物检测呈阴性也不一定就能排除肿瘤，因为引起检测假阴性的原因众多，如产生肿瘤标志物的肿瘤细胞数目少、细胞或细胞表面被封闭等。

肿瘤标志物检查一般没有特殊注意事项，检查之前最好空腹，不要熬夜，避免饮酒，不要剧烈运动即可。

23. 术前为什么要化验甲状腺功能，注意事项有哪些？

对于合并甲状腺疾病或接受免疫治疗的患者来说，术前化验甲状腺功能具有重要的临床意义。甲状腺作为人体最大的内分泌腺，对人体健康至关重要。无论是激素分泌过多引起的甲状腺功能亢进，还是激素分泌不足引起的甲状腺功能减退，都可能导致严重的身体疾病。手术会使内分泌系统处于应激状态，所以对于合并甲状腺功能疾病的患者，抽血化验甲状腺功能、评估患者的甲状腺功能意义重大，能够帮助临床医生及时调整治疗方案，减少并发症的发生。

正常饮食对甲状腺功能测定并无影响，因此抽血当天不需要空腹。但要注意避免过度进食，尤其避免进食大量糖类食物。抽血前要保持安静状态，避免剧烈运动、情绪紧张。规律作息，不要熬夜。尽量避免喝咖啡，不要吃太多含碘量高的食物（如紫菜、海带）。如果正在服用某些会影响甲状腺功能的药物，要提前告诉医生，这些药物包括糖皮质激素、性激素、多巴胺、溴隐亭、胺碘酮、锂剂、苯妥英钠等。如果已经确诊甲状腺疾病，如甲状腺功能亢进、甲状腺功能减退、亚急性甲状腺炎等，并且正在接受药物治疗，抽血当天应该正常服药，以客观反映药物的治疗效果，便于医生调整药量。

24. 术前为什么要化验尿常规，注意事项有哪些？

尿常规检查包括尿液一般性状检查、尿液化学检查、尿沉渣显微镜检查。尿常规是判断肾脏疾病以及肾脏功能最重要的指标。对于要行胸科手术的患者，了解和评估其肾功能具有重要的临床意义。

检测前需要注意的事项包括以下几项。

第一，尿常规检查一般为晨尿，即晨起第一次小便。因为在夜间休息时，身体新陈代谢快，许多物质会残留在膀胱中，所以晨尿就会有许多沉淀物质可以更好地识别尿液异常。在留取尿液样本的时候最好选择中段尿液，因为在最初排出的尿液中，过多的尿沉渣会影响测试结果。

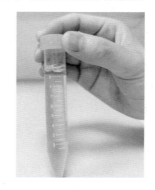

第二，在常规尿检期间避免吃水果、喝饮料，因为水果和饮料中含有过多的糖和维生素，会影响尿常规测试结果的准确性。

第三，尿检前不能服用抗生素，尿常规检查期间服用抗生素会引起尿蛋白的异常，因此尿常规检查时禁止服用这一类药物，而且如果长时间服用抗生素的话，则需要停止一段时间再去做检查。

第四，月经期间禁止做尿常规检查，因为女性阴道分泌物以及血液都会影响尿常规结果。一般来说，通常在月经期结束后2～3天再行检查。

第五，尿标本不宜留置时间过长，留取新鲜尿液样本后2小时内尽快送检，以防留置时间过长，红细胞和白细胞有破坏的迹象，从而导致结果不准确。

25. 术前为什么要化验便常规、便潜血，注意事项有哪些？

术前进行便常规、便潜血检验，是要看整个消化道的情况。例如，有消化道出血，则大便潜血试验呈阳性，会出现黑便或者鲜血便。这时就要注意患者是否有溃疡病史或活动性出血，手术的应激可能造成溃疡或者出血加重，所以术前检验大便非常重要，尤其有消化道溃疡及出血病史的患者。一般在检查便潜血前需要注意饮食，避免吃血制品及含铁量高的食物，以免对结果产生影响。

26. 为什么要做动脉血气分析，注意事项有哪些？

动脉血气分析是抽动脉血做检查，主要检查动脉血的酸碱度，也就是 pH 值，还有动脉血中的氧分压和二氧化碳分压。动脉血气分析不是食管癌术前的常规化验项目，存在肺功能异常的患者可能会需要。

动脉血气分析的意义在于：①判断是否有酸碱平衡失调，无论是出现酸血症还是碱血症都会对人体造成不利影响；②检测氧分压和二氧化碳分压，判断是否存在缺氧以及缺氧的严重程度、是否会危及生命。是不是存在呼气过多导致二氧化碳排出增多，或者呼气不够导致二氧化碳潴留。可以区分有无呼吸衰竭及呼吸衰竭的类型，对于术后合并呼吸道疾病的诊断和治疗都具有重要的指导意义。采血时患者尽量放松，平静呼吸，处于安静状态，避免精神紧张而导致过度通气。若患者饮热水、洗澡、运动，需休息 30 分钟后再取血，以避免影响血气分析结果。

27. 为什么要化验痰标本，注意事项有哪些？

常规痰标本用于检查痰液的一般性状，做涂片经特殊染色查细菌、虫卵和癌细胞，以协助诊断。一般食管癌术后会检查痰标本，用于诊断肺部感染及明确病原菌，指导医生临床用药。痰标本的细菌学检查对呼吸道感染的诊断有重要意义。

留取痰液要按照医生安排，留取清晨第一口痰液或者随机痰液，取痰液时要注意先用清水漱口，放置痰液的容器要密闭，避免被污染。取痰液前不能服用药物，无痰或少痰的患者，可以在雾化后取痰液。痰液标本尽量在半小时内送检。

28. 反复抽血化验会造成贫血吗？需要额外补充营养吗？

对于一般化验检查，采血管容积为 2 毫升左右，相对人体血液总量来说基本可以忽略不计，就比如生活中手指不小心划伤也会流血，但不会因为流血而导致贫血，因为人体骨髓是个巨大的造血系统，时时刻刻都在不断产生红细胞，维持血液新陈代谢。抽血并不会导致贫血，也没有想象的那么可怕。

反复抽血不需要额外补充营养，注意膳食平衡即可。一个体重50千克的成年人，血液总量是4～5升；婴儿全身血液量大约占体重的8%，如果体重为10千克，血液总量则为800毫升。正常情况下，80%的血液在心脏和血管内循环运行，还有20%的血液储存在肝脏和脾脏以备不时之需。人失血的时候，这些血就会补充到心脏和血管的运行里。一般单个项目采取1～2毫升血液即可，多个项目的检测一般不超过20毫升。成人一次失血在500毫升以下，即不超过血液总量的10%，通过心血管系统的调节及储存血量的动员等机体的代偿作用，血量和血液的主要成分能很快恢复到正常水平。

29. 抽血后应该如何按压穿刺处，按压多久合适？抽血后多久可以洗澡？

临床上静脉采血创伤很小，采血后只要及时压迫采血穿刺处，一般按压3～5分钟即可，只要不出血了即可停止按压，但要避免局部按压不当引起皮下瘀血。

抽完血后立即将无菌棉签直压在穿刺处3～5分钟，按压位置在皮肤穿刺处上方约0.5厘米处，按压时肘部伸直，这样就同时按压了皮肤创孔和血管创孔。

这种伤口一般在1～2小时之后就可以沾水了，不会引起感染，局部皮肤避免用力搓擦，而且最好不要使用洗涤用品，洗澡后及时把水擦干。如果体检当天抽血量较多，大于

30 毫升，应注意避免空腹洗澡。如果已经出现了瘀青，忌立刻热敷，热敷会减慢出血点凝血速度，反而会加重瘀青程度，应在 24 小时内尽量保持抽血手臂清洁卫生，以免出

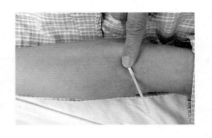

现感染。24 小时后再用毛巾热敷，促进血液循环，加快化瘀速度。一般皮下瘀血机体会慢慢吸收，大约需要 2 周。

30. 什么是 X 线检查，术前为什么要做 X 线检查，注意事项有哪些？

医学上使用的 X 线检查是指所有使用 X 线对人体内部进行透视或者摄影的检查方法。一般食管癌术后医生会开床旁 X 线检查，主要用于判断术后肺是否复张及肺部是否有炎症。透视检查要求患者脱去检查部位厚层的衣服及影响 X 线穿透的物品，如发夹、金属饰物、膏药、敷料等，以免影像受到干扰。胸部 X 线检查摄片时需要屏气。

31. 什么是 CT 检查，术前为什么要做 CT 检查，注意事项有哪些？

CT 检查是根据人体不同组织对 X 线的吸收与透过率的不同，应用灵敏度极高的仪器对人体进行测量，然后将测量所获取的数据输入电子计算机，电子计算机对数据进行处理后，就可摄下人体被检查部位的横截面或立体图像，发现体内部位的细小病变。

食管癌的术前 CT 检查一般包括颈部、胸部及上腹部。对于原发病灶，CT 检查可以了解肿瘤的大小、范围及与周围器官组织关系，判断肿瘤是否可以切除；对于淋巴结，CT 可以提示扫描范围内有无肿大淋巴结，是不是有可疑转移的淋巴结；对于肺、肝等食管癌容易转移的器官，CT 可以排除有无可疑转移灶。CT 检查对于食管癌的治疗前分期至关重要，同时对于做术前放化疗或术前化疗的患者，也是评估术前治疗效果的最常见的手段。

注意事项：① CT 检查前，避免携带金属物品，如项链、钥匙等；②检查前避免紧张，保持放松，根据医生指示屏气或保持平静呼吸；③进行 CT 扫描时，患者不可说话、不可移动，这样扫描时图像质量才会更好；④做腹部增强 CT 时，需要在空腹时进行，患者需在检查前 6 小时禁食，如为了观察胃的情况，可能需要患者做检查前口服汽水等容易产生气体的饮料，需按照 CT 医师的要求执行；⑤做盆腔部位 CT 检查时，患者需要先憋尿后再做；⑥如果处于孕期则不能做 CT 检查，必要时需注意做好腹部的防护措施；⑦年老体弱的人应有亲属陪同。

32. 平扫 CT 和增强 CT 有什么不同？

平扫 CT 和增强 CT 是有一定区别的。平扫 CT 主要起筛查作用，而增强 CT 则能强化病灶和组织的对比，更有利于发现病灶。同时增强 CT 可以使血管显影，能够区分血管与淋巴结，判断血管与病灶的解剖关系。平扫 CT 不需要注射造影剂，检查速度快，在急诊中常用。如果没有造影剂过敏、哮喘、肾功能不全等增强 CT 禁忌，建议术前常规行增强 CT 检查。增强 CT 的主要风险来于对造影剂过敏，严重者可能引起过敏性休克、哮喘发作等，因此增强 CT 检查前需要进行造影剂皮试，同时需要医务人员向患者详细询问病史，排除相关禁忌。

33. 什么是超声检查，术前为什么要做超声检查，注意事项有哪些？

超声检查是一种以超声为基础的医学影像诊断技术，它能直观地显示肌肉和内脏器官的大小、结构和病变情况，进而对疾病进行诊断。超声检查临床应用范围广泛，目前是现代临床医学中不可缺少的诊断方法。对于食管癌，超声检查主要用于颈部淋巴结的评估及腹腔脏器检查，但是超声检查的部分功能可以被 CT 取代，因此目前在国内较多单位，并不将超声作为常规检查。

注意事项：①上腹部检查，如肝、胰、肾等，需要在禁食后才可以进行检查，通常在前一天晚饭后开始禁食，次日上午进行超声检查，这样可以保证胆囊和胆管内被胆汁浸润，减少食物以及气体对胃肠道的干扰；②检查子宫、膀胱以及盆腔等，需要憋尿再行检查，一般在检查前 1～2 小时喝 1000～1500 毫升白水，喝水后憋尿，使膀胱充盈后再行检查；③做过胃镜和结肠镜检查的患者，建议隔 1～2 天再行检查；④如果患者腹胀或者便秘，会影响胆囊、胆管、胰腺的超声检查，可在服用内酰胺酶片 3 天后再进行检查。

34.什么是超声引导下穿刺检查，为什么要做超声引导下穿刺，注意事项有哪些？

超声引导下穿刺活检是指针对性质不明的疾病，如良性肿瘤、恶性肿瘤、不同性质炎症等，在超声引导下经皮肤将针插入病变区域，取出组织后经病理学、实验室检查明确诊断，有助于下一步治疗方向的判断。

虽然目前临床诊断方法多种，但都只是间接影像，超声引导下穿刺，可以直达病变部位取出少量的组织做病理学检查，且病理学诊断是金标准。

注意事项：①穿刺前应清洁皮肤、预防感染；②女性患者应避开经期，防止出血过多；③具体情况应根据穿刺部位不同，遵从医嘱。

35.什么是磁共振检查，术前为什么要做磁共振检查，注意事项有哪些？

磁共振检查（MRI）又叫磁共振成像技术。MRI 所获得的图像非常清晰、精细，可对人体各部位进行多角度、多平面成像，MRI 不使用对人体有害的 X 线，无电离辐射。相比于其他影像学检查，MRI 对脑转移灶、肝转移灶等的评估更为准确。

注意事项包括以下几项。

第一，由于磁共振机器存在强大磁场，金属物质会受到磁场的吸引导致移位，会导致严重后果，甚至危及生命。所以，如装有心脏起搏器、金属支架者应告知医生，由医生判断是否可以进行磁共振检查。

第二，要向技术人员说明以下情况：有无手术史；有无任何金属或磁性物质植入体内，包括金属节育环等；有无假牙、助听器、义眼等；有无药物食物过敏；有无金属异物嵌入体内等。

第三，不要穿着带有金属物质的内衣裤，去除所佩戴的金属物品，如手机、钥匙、项链、耳环、手表和戒指等，除去脸上的化妆品和活动假牙、金属义眼、眼镜等。

第四，检查前要向医生提供全部病史、检查资料及所有的 X 线片、CT 片、既往 MRI 片等。

第五，做磁共振检查时间较长、环境幽闭、噪声较大，要有思想准备，不要急躁、害怕，要听从医师指导，耐心配合。

36. 什么是核医学（此处主要指骨扫描）检查，术前为什么要做核医学检查，注意事项有哪些？

核医学是对人体无创伤、安全有效的诊断和治疗方法，最重要的特点是能提供身体内各组织功能性的变化，而功能性的变化常发生在疾病早期。

因为食管癌患者骨转移发生率极低，因此目前并未将骨扫描作为常规检查。另外，PET-CT 检查基本可以取代骨扫描。核医学的骨显像有着普通检查仪器无法比拟的优点，有患者经 CT、磁共振检查可能未发现异常，而做全身骨扫描能发现新病灶。原因是全身骨扫描为代谢显像，具有较高敏感性，会比 X 线早 3～6 个月发现骨转移病灶，只需 1 次检查就能发现全身是否有病变。因此，肿瘤患者在手术前或是经常感觉骨痛时，应早做全身骨扫描检查，以获得早发现、早治疗的机会。

注意事项：①不需要空腹，注射造影剂后半小时开始饮水，在做检查前尽可能多饮水，如有小便及时排掉，可促进药物代谢；②避免小便污染内裤，更不要污染到皮肤，因为污染的内裤若不换掉，或者污染皮肤没有洗掉，在做检查时都可以反映到图像，会影响医生判断。

37. 什么是PET-CT检查，术前为什么要做PET-CT检查，注意事项有哪些？

PET-CT 是 PET 与 CT 融为一体，具有灵敏、准确、特异及定位等特点，可一目了然地了解全身整体状况，以达到早期发现病灶和诊断疾病的目的。对肿瘤的早期发现，良性或恶性肿瘤的鉴别诊断，术前分期评估、术后复查是否复发或转移以及放化疗等治疗手段疗效的评估等有着非常明显的优势。

注意事项：①检查当日携带好身份证及各类病史资料（包括病史记录、诊疗经过、病理结果、血液指标、放疗及化疗治疗摘要、影像学检查资料等）。②检查前一日禁酒，禁做剧烈运动或者长时间运动，清淡饮食。检查前禁食 4～6 小时，禁饮含糖饮料，可饮白开水，禁输葡萄糖注射液。③高热患者、重度幽闭恐惧症患者、癫痫发作期患者、呼吸困难不能平卧者、精神异常不能配合者，严禁做此项检查。④妊娠期、哺乳期女性不建议做该检查，白细胞低于 2.0×10^9/ 升者，须提前告知医生。

38. X 线检查、CT 检查、超声检查、磁共振检查、核医学检查反复多次做会有辐射吗？做完后可以接触家里的老人、小孩及孕妇吗？

X 线检查一般为短时间接触，对于日常生活是没有影响的，因为辐射不聚集在体内，所以做完后接触家里的老人、小孩及孕妇是没有问题的。

做 CT 检查的患者在检查过程中接触了放射线，做完检查后，患者体内不会有放射线，对于患者本人的影响不大。所以做完后接触家里的老人、小孩及孕妇是没有问题的，不用担心受到放射线影响，也不会有辐射。

做完超声检查的患者，可以接触家里的老人、小孩及孕妇。孕妇在孕期根据需要做超声检查都是没有问题的。

做了磁共振检查也是可以接触孕妇的，磁共振检查是没有电离辐射的，是相对安全的一种检查方法。一般妊娠 3 个月以后的孕妇可以进行磁共振检查。

做核医学的检查，如 ECT、SPECT、PET-CT 等，不但孕妇本身不能接受这类检查，而且接触做了这类检查的患者也要小心。做了这类检查的患者注意不要近距离接触他人，检查后多饮水，利于放射性核素排出体外。

39. 什么是心电图检查，术前为什么要做心电图检查，注意事项有哪些？

心电图检查可以观察术后患者心脏，有无心律失常、心肌缺血等情况。心功能差的患者，在麻醉和手术中易发生心律失常，术前心电图检查可以为外科医生及麻醉医生提供准确有效的参考依据，降低手术风险，提高手术安全性。

注意事项：①检查前，建议穿较柔软、宽松衣物；②检查时下肢只需暴露脚腕即可；③上肢暴露手腕，方便电击夹直接接触皮肤；④充分暴露胸口，触头紧贴皮肤，以便于更好地完成心电图检查；⑤检查时，要保持心情平和，避免紧张及活动，否则会影响到心电图结果的准确性；⑥需要注意的是，许多疾病早期心电图可能正常，多种疾病也可以有同一波形的改变，必要时应遵循医嘱进一步完善其他检查，明确诊断。

40.什么是24小时动态心电图（Holter），术前为什么要做Holter，注意事项有哪些？

动态心电图是指长时间连续记录的体表心电图，由美国Norman J. Holter发明问世，迄今临床中仍广泛将其称为"Holter"。它能长时间连续、动态记录心电图，更易获得一过性心电变化（如心律失常、心肌缺血），有助于明确症状与心电图改变和生活状态的关系，对心律失常和心肌缺血做出定量分析，明确发生规律，指导治疗、估测预后。

做动态心电图的意义：①检出隐匿性心律失常，特定情况下出现的心律失常，常规心电图易漏诊，而动态心电图可以捕捉到短暂的异常心电变化，了解心律失常的起源、持续时间、频率、发生与终止规律，可与临床症状、日常活动同步分析其相互关系；②监测快速性心律失常；③观察缓慢性心律失常；④协助判断不同类型异位节律或传导阻滞的临床意义，确定治疗方案；⑤评价抗心律失常药物的疗效。

注意事项：①皮肤过敏。有些皮肤敏感的患者可能会因为对电极片过敏，而出现局部发红、瘙痒，甚至过敏性皮炎等现象，如果出现严重的皮肤过敏、破损等现象，请及时到皮肤科就诊。②忌带手机。在佩戴 24 小时动态心电图检查电极片期间，要远离手机、电脑、电视等强电场、强磁场的物品，同样也不能睡电热毯。③忌受潮。患者必须保持皮肤干燥，如果发现电极片因受潮脱落，请及时用胶带将其固定，远离潮湿场所。④忌刻意增加运动量。24 小时动态心电图记录的是正常生活状态下的心电改变，佩戴电极片期间，可正常活动，但尽量避免剧烈活动，如扩胸、提举重物、洗衣服等上肢活动。

41. 什么是肺功能检查，术前为什么要做肺功能检查，注意事项和配合要点有哪些？

肺功能检查是呼吸科比较常见的一种检查方式，通过这项检查能够较清楚地查出患者的肺部疾病。胸部手术会直接影响肺脏、膈肌功能，肺功能较差的人群受影响会更大，所以需行肺功能检查。另外，大手术后患者需静卧，老年患者更容易发生咳痰困难，可能造成肺部感染。通过术前肺功能检查，可以识别高危患者，做好相应手术前后的准备。

注意事项：①停用药物。做肺功能检查之前如果被怀疑为哮喘，检查之前一定要停用平喘药物，而且停药时间应在医生指导下进行，除此以外，出现血压不稳或者患有心脏疾病的患者，不建议做肺功能检查。②调整呼吸。做肺功能检查之前一定要调整呼吸，等到呼吸稳定之后再行检查，对于本身就存在通气功能障碍的患者，一定要提前告知医生，医生会根据患者的具体情况来决定要不要做支气管激发试验。③用嘴呼吸。检查过程中需要用夹子将鼻梁夹住，所以避免用鼻子呼气，只能用嘴巴来呼吸。④避免漏气。检查过程中一定要紧闭口唇，不要出现漏气的情况，由于检查仪器不同，可能有些仪器需要在密闭的容器中检查，不必过于紧张，一般几分钟就可以结束。⑤听从医生口令。一般医生会要求患者做一些平静的呼吸动作，之后再做一些急促的呼吸动作，检查时配合医生口令即可。

42.什么是上消化道造影检查，术前为什么要做上消化道造影检查，注意事项有哪些？

上消化道造影检查是指在空腹的情况下，通过口服造影剂，根据造影剂在消化道当中的分布情况，来诊断消化道疾病的方法。上消化道造影是检查消化道疾病的常用方法，主要检查部位是口、咽、食管、胃及十二指肠，对诊断上消化道肿瘤有重要临床意义。

注意事项：①检查前一天晚餐应进食易消化食物，避免进食肉类、油腻等不易消化食物；②检查前应评估患者一般情况，如血压、心率、精神情况以及过敏史、有无肠梗阻或消化道穿孔等禁忌证，行动不便者需家属陪同并能配合医生检查；③检查时需患者摆好体位，积极配合医生进行多体位的检查，便于发现病灶；④检查完毕后可在医院休息半小时，如有不适及时告诉医生，无不适症状后可正常进食，耐心等待结果即可。

43.什么是食管镜检查，术前为什么要做食管镜检查，注意事项有哪些？

食管镜检查是检查各种食管疾病，尤其是食管肿瘤的定位和病理学诊断的一种方法。通过普通食管镜用肉眼直接观察，检查食管内的各种疾病：筛选早期食管肿瘤与中晚期食管肿瘤的姑息治疗，以及寻找胸骨后不适、反流、呃逆、进食不畅的病因，对可疑病变取材进行病理学检查能对食管病变做出明确诊断。

注意事项：①检查前，患者必须禁食、刷牙、清洁口腔，如有假牙应取下，并解开上衣领，按检查要求摆好体位；②食管镜检查时，患者咽喉部虽已做了局部麻醉，但部分患者仍有不适感，通常这种不适感能够耐受；③食管镜检查 2 小时后，待咽部麻醉消失，方可进食，术后 1～2 天进半流食，注意口腔卫生，一旦出现呕血、胸痛、发热、颈部皮下气肿等，应立即禁食，并留院观察治疗。

44.什么是胃镜检查，术前为什么要做胃镜检查，注意事项有哪些？

胃镜检查是用来检查胃部的一种医学检查方法，能够进一步了解胃内部真实情况。通过胃镜，被检查部位能够更加直观地被看到，能够非常明确地对胃部病症确诊，也是上消化道病变的首选检查方法。

注意事项：①胃镜检查前一天禁止吸烟，吸烟容易造成胃酸分泌过多，影响医生观察胃部；②检查前 8 小时禁食禁水，食物在胃中易影响医师判断，并且易诱发受检者恶心呕吐；③重症及体质虚弱、禁食后体力不支者，检查前应遵医嘱静脉注射高渗葡萄糖液；④为了消除患者紧张情绪，减少胃液分泌及胃蠕动，减少胃内泡沫，使图像更清晰，必要时医生在检查前 20～30 分钟会使用镇静剂；⑤为了减少喉咙的不适，医护人员会在检查前 3 分钟，在受检者喉头喷麻醉剂；⑥检查前解小便排空膀胱，进入检查室后，松开领口及裤带，取下活动假牙及眼镜，取左侧卧位，或根据需要改用其他体位；⑦检查术后若感到咽部疼痛不适及发现唾液中少量血丝时，不要惊慌失措，更不要刻意呕、咳，这是由于进镜的过程中，咽部黏膜摩擦受损引起的，刻意呕、咳会导致出血加重，检查后2小时禁食禁水，之后可进食半流质食物，如稀饭、面条等，次日即可恢复正常饮食；⑧胃镜检查后感到腹胀不适，是因为检查过程中为观察病情而注气扩张胃腔所致，通过打嗝和肛门排气可使腹胀缓解；⑨已在胃镜下钳取了病变组织的患者，术后应禁食禁水4小时，之后可饮少量温盐水，当日晚餐及次日三餐均须进食半流质食物，忌生、硬、烫、甜食物，以利于创面愈合；⑩胃镜检查后如有剧烈腹痛及呕血、便血不止的情况，应速到医院急诊就医，以免贻误病情，危及生命。

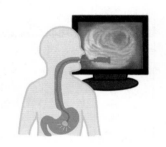

45.食管镜和胃镜有什么不同？

食管镜和胃镜的区别主要是检查部位不同。食管镜主要是检查食管是否存在炎症或者病变，适用于吞咽困难、食道梗阻和食管癌的患者，在检查前一般需要注射麻醉药物。胃镜主要是针对胃部疾病进行检查，如胃溃疡、胃癌等。

46.什么是气管镜检查，术前为什么要做气管镜检查，注意事项有哪些？

气管镜检查是呼吸科最常用的一种检查方法。通过一根带有摄像头的管路，通常通过患者鼻腔进入，逐步通过声门进入气管、支气管，对整个气管内腔进行检查。一方面，明确有没有支气管内膜病变，也可以取局部组织做病理活检，对支气管病变做出诊断。另一方面，可做支气管镜下的治疗，如吸痰，针对比较黏稠的痰液，通过支气管镜反复抽吸，可以达到事半功倍的效果。另外，支气管异物、痰栓等也可以通过支气管检查操作及时取出，避免发生窒息等意外。

注意事项：①检查前禁食禁水6小时以上；②既往有慢性疾病应向医生说明病情及用药，一般情况下糖尿病患者应停用清晨降糖药，高血压、心脏病、慢阻肺等患者可正常服药；③取下活动假牙及贵重物品；④气管镜插入气管的瞬间常有窒息感，应张口呼吸，窒息感会在深呼吸数次后减轻；⑤检查后静坐半小时，无不适后方可离开，禁食水2小时，2小时后可正常饮食，避免进食辛辣刺激食物；⑥检查后尽量少说话且不要用力咳嗽，以免加重咽喉炎症水肿，减轻咽喉疼痛感；⑦支气管镜检查结束后痰中带血通常3～4天自行好转，如出血量不减，反而增多应及时就医；⑧如术后出现胸闷、胸痛、呼吸困难等情况应及时就医。

47.什么是阿托品试验，术前为什么要做阿托品试验，注意事项有哪些？

阿托品试验是鉴别病态窦房结综合征的常用方法之一，

该方法操作简便、安全、临床广泛使用。首先描计心电图作为对照，其次静脉注射阿托品 1.5～2 毫克，注射后即刻及 1、2、3、5、10、15、20 分钟分别描计一次 Ⅱ 导联心电图。

手术前做阿托品试验，是为了检测窦房结是否有问题，因为手术麻醉之后，如果出现心率下降，需要使用阿托品提升心率，病态窦房结综合征患者对阿托品不敏感，麻醉之后容易出现意外。具体情况应遵从专业医生的指导。

注意事项：青光眼或明显前列腺肥大患者慎用；高温季节避免使用。

（梁蕊）

围手术期治疗护理篇

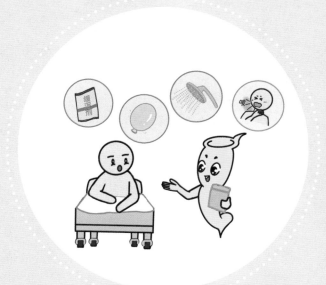

48. 什么是围手术期治疗？

围手术期治疗，包括术前治疗（新辅助治疗）和手术治疗及术后治疗（辅助治疗）。食管癌是一种全身性的疾病，对于进展期的食管癌，仅仅依靠手术治疗远期生存效果不佳，就需要在术前或术后配合化疗、放疗及免疫治疗等进行综合治疗，以提高生存率。

49. 什么是食管癌的新辅助治疗？

大部分食管癌患者在来院就诊时已是中晚期（局部晚期），往往合并淋巴结转移，对于这部分患者，美国、日本以及中国的食管癌治疗指南都是推荐先进行术前治疗，也就是新辅助治疗。因为几乎所有的临床研究，都证实了术前治疗的安全性和有效性。目前，常用的新辅助治疗方法有新辅助化疗、新辅助放化疗或新辅助化疗联合免疫治疗等。哪一种新辅助治疗模式更好，目前仍有争议，需要根据患者的具体情况决定。

中晚期恶性肿瘤通常是一种以局部表现为主的全身性疾病，手术和放疗只是一种局部治疗，除了非常早期的患者外，需要配合全身治疗（化疗／免疫治疗等）以提高疗效。术前治疗，除了缩小肿瘤降期、提高肿瘤的切除率之外，还可以消灭一些影像学检查不能发现的微小转移灶。当然了，术前治疗一定要规范，包括合理的方案、足够的剂量等，同时要结合患者的病情，保证手术的安全性。

50.新辅助治疗安全吗？患者会不会因为新辅助治疗贻误手术时机？

对于新辅助治疗，我们首先要理解其安全性和有效性。目前临床研究结果显示，规范的术前治疗，不管是化疗、放疗还是免疫治疗都是很安全的。绝大多数患者通过术前治疗，能实现肿瘤退缩，甚至达到病理学完全缓解（也就是做完手术后找不到残存的肿瘤了）。极少数病例会在术前治疗的过程中，疾病进展，出现远处转移，导致无法手术，多数患者的转移灶在就诊时就已经存在，只是当时的影像学检查尚难以发现，所以这部分患者如果直接手术，效果也是很差的，术后很快就会出现转移。

新辅助治疗也有不良反应，一些患者会在新辅助治疗期间出现食欲下降、脱发、疲软、白细胞降低、贫血、血小板降低等不良反应，这些不良反应经过对症处理后大都能好转，也有一些患者在化疗或放疗后会出现食管穿孔、大出血等非常严重的致死性并发症，少数免疫治疗患者出现少见的免疫性肺炎、内分泌器官，如甲状腺、脑垂体功能障碍等，但是其发生概率很低。因此，新辅助治疗期间要密切观察，监测患者的血常规、肝肾功能等。

51.新辅助治疗后多久进行手术？

新辅助治疗结束到手术的时间间隔并没有统一的要求，一般以 4～6 周为宜。因为新辅助治疗后药物等还会在体内继续发挥作用，杀灭肿瘤细胞；放疗带来的组织水肿也需要时间消退；患者的身体也需要从新辅助治疗的不良反应中逐步恢复，以保证接下来手术的安全性。时间间隔太短，患者体力还未完全恢复，可能会增加手术的风险；时间间隔太长，有可能会出现肿瘤进展，因此一定要综合评估患者的身体状况、治疗反应等，确定手术时机。

52. 食管癌的手术方式有哪些？

食管癌的手术方式多种多样，可以经左胸手术、右胸手术，还可以不经胸腔仅经纵隔路径手术。有开放手术也有微创手术。对于手术方式的选择，一是基于患者病情，手术需要将肿瘤和转移的淋巴结切干净；二就是要考虑术者的手术习惯，选择术者最有把握的术式，保证患者的安全。

53. 微创手术是不是就是一个小手术？

近年来，食管癌的微创手术技术取得了长足进步，已经成为食管癌外科治疗的常规。微创手术是相对于传统的开放手术而言的。在以前的开放手术时代，食管癌患者的胸部需要开一个约 35 厘米的切口，腹部需要开一个约 20 厘米的切口（有的需要切开膈肌），术后疼痛明显、恢复较慢；而现在的微创手术时代，食管癌患者的胸部只需要打 4 个 0.5 ～ 1.0 厘米的孔，腹部只需要打 5 个 0.5 ～ 1.0 厘米的孔和 1 个 5 厘米的小切口即可，通过胸腔镜及腹腔镜进行手术，进入胸腔和腹腔后的操作与开放手术的范围和操作是大致相同的。由于切口小、术后疼痛轻、恢复快。因此与开放手术相比，微创手术切口小，但是手术切口小并不是手术小，微创食管手术的切除范围至少不比开放手术小，甚至更大，因此微创手术，不是小手术。

54. 微创手术相比于传统的开放手术，有哪些优势？

微创食管手术有以下几方面的优点：①手术切口小，术后短期及长期疼痛较轻，恢复更快，这是切口上的微创；②因为腔镜的放大作用，手术视野更清晰，解剖更精细，因此对正常组织和器官的保护更好、损伤更小，并发症更少，生活质量更高，这是手术内容上的微创，相比于切口上的微创，这为患者带来的获益可能更大；③因为腔镜下的精细解剖，淋巴结清扫更彻底，患者的远期预后可能更好。

55. 手术前一晚失眠怎么办？

如果手术前一晚由于紧张焦虑而导致失眠，可以告知护士，护士遵医嘱根据患者情况使用镇静药物，如安定片剂或者针剂，保证充足的睡眠有利于术后康复。

56. 手术前患者可以申请回家吗？

为了保证手术前患者安全，防止在院外发生其他不可预知的情况，保持患者平和稳定的心态，建议不要申请回家。

57. 为什么术后要减少家属探视？

外科手术创伤大，探视家属过多会导致交叉感染从而影响术后恢复，所以会减少探视人数，并且严格控制探视时间，具体探视要求应遵从医院相关制度规定。

58. 为什么需要戒烟？

吸烟会导致组织氧合降低，增加切口感染率、肺部并发症以及血栓形成。烟草燃烧所产生的化学物质对人体多个脏器都有不良影响，烟草中的化学物质对食管长期刺激，导致食管损伤，从而削弱食管的防御和保护能力，所以术前戒烟非常有必要。

59. 为什么术前要准备便盆或者尿壶？

便盆和尿壶用于手术后帮助患者解大小便。患者术后一般都会带有尿管，由于管路多，下床不方便；即使拔完尿管，有时也需要患者在床上或床旁解小便，这时候就会需要便盆或尿壶。

60. 为什么术前需要在床上练习排尿？

胸外科手术时间长并且创伤大，很多患者因为疼痛导致不敢下床，无法自己如厕，所以需要在床上排尿，手术前练习一下，防止手术后患者由于不习惯而无法排尿。

61. 准备的棉签是干什么用的？

棉签用途很多，最主要的是术后为患者湿润嘴唇，刚做完手术的患者，由于禁食禁水导致嘴唇较干，棉签蘸些水擦拭嘴唇，使患者舒适。

62.身上有留置针、外周中心静脉导管（PICC）、输液港等，洗澡的时候怎么办？

洗澡时一定要避开穿刺部位，最好用保鲜膜包裹好，防止贴膜遇水，如果贴膜潮湿或者进水导致松动、卷边，及时通知护士，重新消毒更换贴膜。

63.术前准备包括什么？为什么要做术前准备？

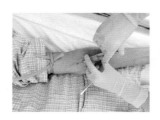

术前准备包括：抽配血、皮试、肠道准备、禁食禁水、术前宣教。术前准备是为了保证手术治疗的顺利、安全进行，同时可以帮助患者缓解紧张、焦虑等不良情绪。

64.什么是皮试？为什么要做皮试？做皮试后需要注意什么？

皮试主要是用来做药物过敏试验。因为手术时需要使用抗生素，但是抗生素可能会导致过敏反应，所以需要做皮试保证患者的用药安全。做皮试后，注意不要抓挠穿刺部位皮肤，不要离开病房，需要观察15分钟，其间发生任何不适，立即通知护士。

65.皮试阳性怎么办？

皮试阳性是提示患者对此抗生素有可能存在过敏反应，

医生会更换药物。皮试阳性一般不会引起严重不良反应，因为皮试液浓度很低且注射在皮内，所以不必过度紧张。

66. 什么是手术配血？为什么要抽配血？抽配血需要空腹吗？

配血是指交叉配血实验。血液中的抗体抗原是很复杂的，要看受血者能不能接受献血者的血液，有时即使血型相同，也会有不良反应，严重者会出现输血反应、溶血甚至死亡。因为每一种血型其红细胞有相应的抗原且血清中有对应的抗体。如果没有进行配血实验而输血，则可能会发生抗原抗体反应，导致红细胞破裂，发生溶血。抽配血时不需要空腹，早上正常吃饭即可。

67. 什么是肠道准备？为什么要做肠道准备？肠道准备有哪几种？

肠道准备就是清洁肠道，促进肠道排空，适应术中需要，以便安全进行肠道手术。肠道中含有大量细菌，是术后感染主要原因之一，排空肠道可以降低术后感染率。肠道准备需遵医嘱，一般有清洁灌肠、甘油灌肠剂灌肠、口服复方聚乙二醇电解质散等方式。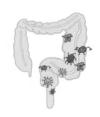

68. 为什么要服用复方聚乙二醇电解质散？有什么注意事项？

复方聚乙二醇电解质散用于清洁肠道，不良反应主要有恶心、呕吐、腹胀。服用复方聚乙二醇电解质散不影响吃晚饭。如果患者术前不能进食，医生会选择其他的肠道清洁方法。如果患者有营养管，护士会根据医嘱为患者鼻饲复方聚乙二醇电解质散。

69. 使用甘油灌肠剂有什么注意事项？

将装有甘油灌肠剂的塑料容器头端润滑后缓慢插入肛门，将甘油灌肠剂全部挤入后尽量憋住 2 分钟以上再去排便。甘油灌肠剂禁止口服。此外，还应注意，如果有痔疮合并出血、恶心、严重腹痛的患者，禁用甘油灌肠剂。心力衰竭患者，应该在医生指导下使用。用甘油灌肠剂的时候，注意在寒冷季节要适量加温，否则使用太凉的灌肠剂灌肠会导致肠痉挛，引发疼痛及其他并发症。

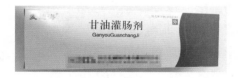

70. 清洁灌肠有什么注意事项？

清洁灌肠是医生根据患者的手术方式选择的灌肠方法，护士会根据医嘱进行清洁灌肠。清洁灌肠的量和次数较多，患者会感到不适，灌肠时需要左侧卧位，灌肠时如果感觉有便意应告知护士，灌肠完毕后尽量憋住 1 分钟然后再去卫生间，排便后应告知护士，护士会根据患者大便性状决定下一次灌肠的时间和次数。

71. 术前一天饮食有什么注意事项？

晚饭应吃清淡易消化的食物。晚 8 点之后禁食，晚 12 点之后禁水。

72. 术前晚饭为什么要清淡饮食？

如果饮食过于辛辣油腻、不易消化，可能会导致腹胀、腹泻，从而影响次日手术，为了保证手术顺利进行，需要清淡饮食。

73. 围手术期降压药应该怎么吃？

一直服药血压控制较平稳的患者可继续服用到手术当天，因手术当天禁食禁水，一口水将降压药服下即可。术后可根据血压情况遵医嘱合理使用降压药。

74. 高血压对手术有影响吗？

高血压将会增加手术难度。手术具有创伤性、侵入性，人体生理、心理等容易产生应激，引起患者情绪、生命体征等波动，而明显的情绪波动又会导致机体免疫力减弱，引起内分泌系统、神经系统的紊乱，引起血压升高，将会对手术的耐受度、安全性造成影响，使手术无法顺利开展。

75. 术前怎样控制血压？

适量增加运动，注意控制自身体重，限制钠盐、脂肪的摄入量，多吃新鲜果蔬，戒烟限酒，控制情绪稳定，保持平和的心态，防止情绪波动。定时测量血压，至少 2 次 / 天，遵医嘱使用降压药。术前消除精神紧张和不良情绪造成的心理影响，术前保证充足的睡眠，有助于稳定血压。

76. 围手术期血压控制在多少合适？

一般的患者围手术期血压控制在 140/85 毫米汞柱以下，但是对于一些持续高血压者，不必降至正常再手术，避免有心肌缺血和脑缺血的危险。但围手术期中最高不应超过 160/100 毫米汞柱，对于一些老年高血压患者，血压保持在 150/90 毫米汞柱以下是比较理想的状态。

77. 术前为什么要禁食禁水？

手术需要全麻，麻醉后食管下段括约肌松弛，吞咽反射被打乱，咳嗽反射被抑制，麻醉药物会对身体产生一些不良反应，包括恶心、呕吐等，如果术前进食进水，会呛入气道，可能引发窒息，因此手术前要严格禁食禁水。

78. 手术当天可以吃降糖药吗？

手术当天不进食，所以降糖药是不需要吃的。

79. 所有的降压药都可以鼻饲吗？

食管癌术后禁食禁水的患者需要鼻饲来摄取机体所需的营养物质和治疗所需药物，大部分常用的降压药是可以鼻饲的，需要注意的是带有缓释片/控释片的降压药是不能研磨的，因此也不能鼻饲。例如，硝苯地平缓释片有独特的结构，口服后在机体内长时间持续发挥药效，研磨会破坏药物的特殊结构，使药物的主要成分在短时间内迅速释放、吸收，鼻饲后有发生低血压的危险，药物浓度下降后，其降压作用消失得快，因此血压不稳定。建议遵医嘱改为普通硝苯地平片，根据血压波动峰值，可行单剂量多次鼻饲，这样可以更安全、有效地控制血压。

80. 服用降压药有什么注意事项？

口服降压药后，血压降到正常，并不是高血压痊愈了，而是降压药物作用的结果。一些患者服几天降压药，血压降到正常就不服药了，几天后血压又升高了，就再开始服药，这种服服停停的方法是错误的，不但达不到治疗的目的，还有危险。停药后血压会升得更高，很容易出现高血压脑病、脑出血等严重并发症。因此降血压药必须坚持长期服用，不可漏服，未经医生同意，不可任意停药或者更换药物、调整用药剂量等。

用药要服从生物钟规律，一般高血压患者血压在上午、下午各出现一次高峰。每日服用一次长效降压药最好选择在早晨；每日服用两次最好以晨 7 时和下午 2～4 时最佳，人的血压在一日中以午夜最低，入睡后的血压比白天平均下降 20% 左右。睡前服用降压药，因血压自然下降因素再加上药物作用，会导致血压下降幅度较大，因为夜间血流量减少，血流供应量不足，从而容易引发缺血性脑血管病，出现失眠、失明、偏瘫等症状，所以高血压患者切忌在临睡前服药，以防夜间发生意外。

每天定时监测血压 2～3 次。

使用降压药期间要注意低血压反应，患者要学会自我监测低血压现象，如出现乏力、心慌、恶心、呕吐、视物不清、皮肤苍白、出冷汗等，轻者立即卧床休息，重者遵医嘱使用药物。

长时间躺在床上的患者下地时容易发生直立性低血压，要注意下床三部曲：第一步，慢慢坐起来，在床边坐 30 秒；第二步，慢慢站起来，在床边站 30 秒；第三步，在床边走一走。如果有不舒服的感觉及时停止。

81. 什么是空腹血糖、餐前血糖、餐后 2 小时血糖？

空腹的定义是至少 8 小时没有热量的摄入，空腹血糖就是在禁食至少 8 小时后测得的血糖，一般在晨起时测。

餐前血糖是指吃饭之前测得的血糖，会因两餐时间相近而高于空腹血糖。

餐后 2 小时血糖是指每餐第一口开始计时，2 小时后测得的血糖。

82. 血糖的正常范围是多少？

正常情况下，人的血糖会在一定范围内波动，正常人空腹血糖＜6.1 毫摩尔/升，餐后 2 小时血糖＜7.8 毫摩尔/升，餐后半小时和 1 小时血糖一般不会超过 11.1 毫摩尔/升，餐后 3 小时血糖基本上就恢复到空腹状态，所以可以通过测不同时间的血糖评判血糖水平。当空腹血糖为 6.1 ～ 7 毫摩尔/升，餐后 2 小时血糖为 7.8 ～ 11.1 毫摩尔/升时，称为糖尿病前期，如果不进行有效干预，包括饮食和药物干预，部分人会转变成糖尿病。当空腹血糖＞7 毫摩尔/升，餐后 2 小时血糖＞11.1 毫摩尔/升时，判断为糖尿病，此时，要及时进行诊断和治疗，避免产生并发症。

83. 糖尿病患者手术前血糖值应控制在什么范围？

对于糖尿病患者而言，术前血糖控制强调个体化，不建议过分严格控制血糖，防止术中术后出现低血糖。但长期血糖控制不良的糖尿病患者会导致多种急、慢性并发症，也会增加患者术后的感染率，影响手术切口的愈合速度，甚至造成不愈合。所以，糖尿病患者在手术前应当注意控制血糖。普通择期手术需要将空腹血糖控制在 8.0 ～ 10 毫摩尔/升，但在实际生活中会根据患者不同年龄、糖尿病病史长短、是否合并有糖尿病严重并发症和其他伴发疾病等，一定程度上灵活掌握范围。

84. 糖尿病患者术前术后如何控制血糖？

检查空腹血糖和餐后 2 小时血糖。因为糖尿病的发病率比较高，任何手术前都要检查空腹和餐后 2 小时血糖，保证血糖稳定之后再进行手术治疗。

调整饮食。糖尿病患者手术前后应综合治疗，非必要情况下应选择糖尿病营养餐，对于不能经口进食的患者，术后应用糖尿病专用营养制剂鼻饲。病情允许的情况下，每天有 30 分钟左右的活动时间，同时监测好血糖。

调整用药。糖尿病患者手术前后应在医生的指导下调整降糖药物种类以及剂量。若是重大手术应注射胰岛素来稳定血糖；避免服用会影响血糖的药物或减少用药量，缩短用药时间。

85. 糖尿病患者围手术期应该怎么吃？

选择低升糖指数的碳水化合物：血糖高，不代表完全不能吃主食。可以选择粗杂粮为主食，例如，玉米饼、燕麦、荞麦面馒头、红豆饭等，它们的血糖生成指数（Glycemic Index, GI, 又称"升糖指数"）较低，不容易引起血糖的波动。少吃精白米、精白面等高升糖指数食物。尽量少吃或不吃添加糖较多的食物，如含糖饮料、甜点等。选择吃高蛋白混合食物，主食和高蛋白食物同时吃，利于降低餐后 2 小时血糖。建议每餐都有富含优质蛋白质的蛋、奶、瘦肉及大豆制品类食物。肉类多选用低脂，尤其是低饱和脂肪的白肉，如鱼类、禽类等。多食用高纤维素、高维生素的新鲜蔬菜类食物，如菠菜、甘蓝、油菜、青菜、扁豆、菌菇等食物，在补充抗氧化维生素的同时，还能补充多种膳食纤维素。烹调方式以蒸、煮、烩、炖、拌、快炒、微波加热为主，少用油炸、烧烤等方式。

86. 如何保持和携带胰岛素？

未开封的胰岛素放在冰箱内（2～8摄氏度）冷藏，在有效期内可以使用。正在使用的胰岛素可在室温下（30摄氏度以下）保存1个月，且不能超过保质期。如果室温过高，仍需放冰箱冷藏，但需要取下针头，且复温30分钟再注射。

87. 糖尿病患者围手术期吃降糖药还是打胰岛素？

糖尿病患者需要打胰岛素治疗。手术前后及过程中不能进食，且手术的应激使体内的血糖有一定程度的升高，此时口服降糖药是不适合的，应改为胰岛素治疗。凡术前使用口服降糖药控制血糖的患者，应至少在术前3天改为胰岛素治疗。手术过程中，静脉输注葡萄糖及胰岛素，防止血糖升高、代谢紊乱，出现酮症。糖尿病患者机体免疫功能下降，微血管病变所致的血液循环障碍等原因，导致术后容易并发感染且切口不易愈合，使用胰岛素比口服降糖药能更好地控制血糖，减少并发症的发生。

88. 使用注射微量泵静脉泵入胰岛素时有什么注意事项？

严密监测血糖：持续血糖监测，每1～2小时测一次血糖，至血糖平稳后每4小时测一次血糖，夜间当静脉输液通路及鼻饲停止后，若血糖在可接受范围，应停止静脉泵入胰岛素，谨防低血糖的发生。

切勿触碰：不要随意触碰微量泵，避免仪器松动，以免药物浪费或外渗。当患者需要上厕所或活动时，应尽量避免对管路或微量泵造成过多影响。当发现微量泵出现药物外渗或不明原因报警时，应及时呼叫医疗人员进行处理。

注意安全：微量注射泵通常为电力驱动，无论是外接电源，还是内置电池，在使用微量泵时均要注意安全。不要在电源附近放置过多的杂物，尤其是水杯、水壶等，避免发生触电危险。

管路通畅：在操作过程中，需保证管路通畅，管路不能折叠、受压。整套输液管路尽量暴露在外，以便检查。如果发现输液管路堵塞，药物流动不畅，应及时呼叫医护人员进行处理。

89. 如何发现和处理低血糖？

低血糖主要表现为两大类症状。一类是交感神经系统兴奋的症状，表现为显著的饥饿感，恨不得马上要吃东西。四肢软弱无力、手脚发抖。心慌头昏、面色苍白出冷汗。血压可轻度升高；另一类就是大脑缺糖引起的症状，轻者表现为注意力不集中、言语不清、思维迟钝、步态不稳，部分患者可表现为烦躁易怒、行为怪异，严重的低血糖可导致神志不清、全身抽筋甚至昏迷死亡。老年糖尿病患者反应比较差，心慌、出冷汗等交感神经系统兴奋的症状往往不明显，低血糖不容易被发现，尤其是夜间发生低血糖又没有家人陪伴，会导致严重的后果。一旦有低血糖症状，应立即通知医护人员，立即测定手指末梢血糖，轻度低血糖进食糖水、糖果或饼干即可缓解。严重者应迅速建立静脉通路，立即补液，一般推荐静脉输注

5% ～ 10% 的葡萄糖，并严密监测血糖。低血糖期间禁止下床活动。

90. 手术前为什么要摘掉身上的饰品还有假牙？

手术室为无菌环境，进入手术室后，患者身体切口暴露，饰品上的细菌会增加感染风险。此外，手术过程中会用到电刀或通电器具，金属首饰容易导电，对手术治疗有影响。麻醉师会给患者气管插管麻醉，假牙有可能会松动掉进气道，所以需要提前摘掉。

91. 手术当天血压高怎么办？

术前医护人员会询问患者病史，如有高血压并且长期口服降压药，手术当天，根据医嘱，小口水送服自备降压药。如果既往无高血压病史，手术当天突然血压高，卧床休息半小时后复测血压，如果血压仍高，通知医生处理。

92. 手术当天血糖低怎么办？

如果患者有心慌、出虚汗等低血糖症状，应及时告知护士，立刻通知医生，根据医嘱给予相应处理。

93. 手术前为什么要输液？

术前输液有以下三方面原因。第一，为术前患者补充血容量，防止禁食时间过长而导致低血糖、低血压。手术前由于禁食禁水，患者体内液体容量不足，尤其是小儿、老年人、有缺血性心脑血管病患者、糖尿病患者等，长时间体液入不敷出，会带来严重后果。因此，术前需要补充液体维持体内水和电解质平衡，避免引起内环境紊乱。第二，某些手术需要术前大量输注生理盐水提前扩容，以防手术过程中出现血压骤降。第三，留置静脉通路，便于全麻用药时给药。

94. 为什么有的患者需要准备胸带，而有的患者不需要？

胸带应根据医嘱使用，胸带主要用来固定胸廓、加压包扎，如果需要使用，会提前通知患者或家属。

95. 术前患者的 PICC 需要换药吗？

需要，PICC 一周换一次药，护士会严格按照更换日期换药。贴膜如有潮湿、卷边、松动，穿刺点红肿渗出等情况请及时告知护士，随时更换。

96. 术前患者的输液港何时使用？

手术当天，护士会使用输液港专用针穿刺并妥善固定，定期进行管路维护。

97. 如果有活动的牙齿怎么办？

因气管插管时可能会碰到松动的牙齿，导致牙齿脱落，掉入气管发生危险，因此术前签字谈话的时候应及时告知医生，医生会根据情况采取措施。

98. 手术前来月经了怎么办？

告知主管医生，医生会根据情况择期手术或者使用黄体酮药物。

99. 为什么手术前要停用抗凝药物？

抗凝药物会导致血小板降低，使凝血功能下降，术后出血概率增大，可能导致引流液量增多，因此术前需要停用抗凝药物。

100. 等待手术的过程中口渴了怎么办？

等待手术的过程中如有口渴，请告知护士，医生会根据情况判断是否增加输液量。可用少量温水漱口，切记不可咽下。

（李春零 李东芳 李舒馨）

术后常见问题篇

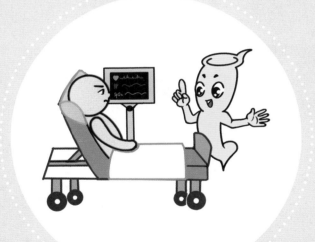

101. 手术后应采取什么体位？

患者术后神志清醒、血压平稳后，一般给予垫枕头并抬高床头 30 度。术后第 1 日起，建议坐位或半坐卧位，以促进患侧肺组织扩张，利于胸腔积液引流，防止术后反流。取半坐卧位时，可偏左或右稍侧身，以不压折管路、不影响引流为原则。

102. 手术以后为什么不能平卧？

术后由于消化道结构改变，使原有的正常消化道抗反流机制失效，几乎所有患者都会出现胃食管反流，平卧体位会加重反流，反流的胃内容物若误吸进入肺部，可能诱发肺部感染。

103. 做完手术能立即翻身吗？何时能侧卧？

术后不能立即翻身。向患侧翻身，容易使引流管打折；向对侧翻身，不利于胸腔积液引流，无法准确计算引流量，不能及时发现出血指征，也容易牵拉引流管，导致脱出。术后需在医生护士指导下侧卧。

104. 术日从手术间回来需要注意什么？什么时候可以垫枕头？什么时候可以睡觉？

手术当日注意"四不"：不能进食，不能进水，不能翻身，不能坐起。保持引流管通畅，妥善固定，避免牵拉脱出及打折。术后麻醉药效未完全代谢，患者在意识模糊时易将引流管、胃管等意外拔除，家属需陪伴患者，保证管路安全。一般来说，术后返回病房神志清醒即可垫枕。返回病房2小时后，由医护人员进行判断，如是否能回答自己姓名、能否辨认时间地点并完成指令动作、是否能进行物品抓握且提起后不滑落、能否听从指令伸舌睁眼，以上均能准确完成后方可入睡。

105. 患者从手术室回来后很困是正常的吗？用不用防止患者睡着，与患者一直聊天？

术后由于麻醉药物未完全代谢，患者会有困意，是正常现象。患者可闭眼休息。经鼻导管低流量持续吸氧，尽量用鼻子深呼吸，防止血氧过低。医生护士会判断患者是否清醒，家属没有必要一直与患者聊天，手术当日应保证患者的休息。

106. 手术刚回来，患者可以大量使用止疼药吗？

根据患者清醒情况，应遵医嘱按需使用止疼药。术后返回病房时，止疼泵由护士遵医嘱夹闭，因为镇痛药为吗啡类药物，对呼吸有抑制作用，所以一般术日止疼泵为夹闭状态。术后返回病房后，护士会判断患者是否神志清醒，遵医嘱应用止疼药。

107. 术日回病房可以喝水吗？口干怎么办？

术日回病房后不可以喝水，进食进水时间需要严格遵从医嘱。如果口干可用棉签蘸水湿润口唇，但不建议频繁擦拭口唇，因为这样会使口唇表面的油脂丢失，导致口唇更干燥，可以使用护唇膏涂抹口唇进行保湿。术后护士也会遵医嘱进行补液支持，从而起到缓解口干的作用。

108. 术日晚间入睡困难建议使用安定等助睡眠药物吗？

一般不建议使用。患者术中应用麻醉药未完全代谢，安定等助眠药物有中枢性肌肉松弛作用，增加了呼吸抑制和舌后坠的风险。

109. 刚从手术室回来用给患者盖厚被子吗？为什么患者总说很冷？

术后如果患者感觉冷，需要多盖被保暖，当转暖后，应适当减少被子。不宜过度保暖，要防止患者大量出汗，防止切口感染。手术室室温相较于病房低，患者会感觉较冷，回病房后室温比手术室高，体温会自然转暖。

110. 为什么要使用心电监护仪？需要监测多长时间？

术后需遵医嘱应用监护仪，因为术后患者虽然清醒，一部分身体反射已经恢复，但是总体来说，并不完全处在平稳期，还处在血压循环波动以及呼吸抑制的状态下，因此护士需要严密监测心率、血压、血氧，有病情变化能及时发现并通知医生。监测时长要根据患者病情变化决定。

111. 心电监护仪上面都会监测什么指标？

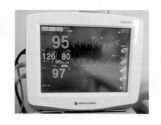

心率、血压、血氧、呼吸、心电图波形。

112. 生命体征的正常范围是多少？

心率：60 ～ 100 次 / 分。血压：90 ～ 140/60 ～ 90 毫米汞柱。血氧：90% ～ 100%。呼吸：12 ～ 20 次 / 分。

113. 引起心率（脉搏）加快的因素及处理方法是什么？

第一，发热与损伤。术后前几日一般会有低热，可能与损伤或感染有关。体温升高，心率也会增快。一般来说体温低于 38.5 摄氏度，建议给予物理降温；高于 38.5 摄氏度，遵医嘱用药。

第二，疼痛。麻醉药效过后，手术造成的疼痛可使心率增加，血压升高。术后可根据患者神志及疼痛情况，遵医嘱使用止疼药。

第三，出血和液体丢失。手术会造成体内不同程度失血和液体丢失，若不及时补充或补充不足，会造成心率加快，需遵医嘱静脉补液。

114. 引起血压升高的因素及处理方法是什么？

麻醉药效过后，切口的疼痛可能使心率增快、血压升高。

先观察一段时间，若血压持续升高，遵医嘱适量使用止疼药和（或）降压药。

115. 为什么血压平时不高，食管癌术后变高了？

由于手术对心肺的干扰，术后疼痛、缺氧、水电酸碱平衡紊乱使机体处于一种高应激状态，内环境失衡及神经内分泌系统被激活，容易使术后血压升高，因此要加强术后的主动治疗，绝大多数患者在经过治疗后血压能够在术后一周左右恢复至正常，未恢复正常的患者遵医嘱治疗即可。

116. 术后血压高影响患者预后吗？

食管癌术后血压过高或者血压剧烈波动易引发高血压危象、脑卒中、急性冠脉综合征、肾衰竭等并发症，增加围手术期死亡风险。很多学者经研究认为，高血压患者术中血压升高易导致出血，影响伤口愈合，高血压患者术后伤口引流量增多，置管时间较长，感染率增加。因此，围手术期积极配合医生控制血压十分重要。

117. 高血压患者术后要注意什么？

在医生指导下继续合理应用降压药物，同时每日测量血压，保持心情舒畅，生活规律，进行适当的体力活动和锻炼。

坚持长期规则治疗和保健护理十分重要，保持血压接近正常水平，防止对脏器进一步损害。

戒烟、戒酒，保持充足的睡眠，提高患者的社会适应能力，避免各种不良的影响。

可以进食的患者注意饮食控制与调节，减少钠盐、动物脂肪的摄入。

保持大便通畅，必要时用缓泻剂。

定期去医院复查。

118. 为什么手术后血糖易发生波动？

手术以后可能会出现一过性的血糖增高，人体非常奇妙，控制血糖有非常精密的一套机制。如果摄入的糖增加，这时身体不会让血糖增加，因为机体吸收糖以后，胰岛素会来帮助降低血糖。但是，如果身体遇到危险时需要能量，过多的能量来源于哪里，一方面就是已经合成的糖原，可以动员分解，帮助提供能量；另一方面还有很多升血糖的激素让血糖增高，各种升血糖的激素可以动员脂肪分解，动员肌肉分解来增加合成糖的各种原料。这些升糖的激素在手术以后一过性增高，可以引起应激性的高血糖。

实际上手术以后血糖增高是机体的一种代偿性反应，是为了手术切口更快愈合，帮助提供所需要的能量。因此，如果手术以后伤口能顺利愈合，没有出现合并感染，手术以后应激性血糖增高往往会恢复正常。但是，如果血糖过高反而会影响切口的愈合，此时就需要遵医嘱使用胰岛素了。

119. 术后为什么会出现吸收热？处理方法是什么？

吸收热是指无菌性坏死物质吸收而引起的发热。一般表现为术后3天内无感染条件下体温升高，但低于38.5摄氏度，

3 日后自行恢复。患者感到不适时，可予以物理降温，对症处理，严密观察。

120. 正确测量体温的方法是什么？

首先检查体温计完好性及水银柱是否在 35 摄氏度以下。腋下测温要先擦干腋窝下汗液，将体温计水银端放在腋窝深处，紧贴皮肤，屈臂过胸，夹紧体温计，5 ～ 10 分钟取出，读取数值。

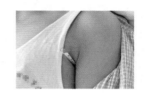

121. 引起高热的因素有哪些？

非感染性发热的危险因素包括：手术时间长、广泛组织损伤、术中输血、药物过敏、麻醉剂（氟烷或安氟醚）引起的肝中毒等。

感染性发热的危险因素包括：体弱、高龄、营养状况差、糖尿病、吸烟、肥胖、使用免疫抑制药物或原已存在的感染病灶。

感染性发热除切口和其他深部组织感染外，其他常见发热病因包括：肺膨胀不全、肺部感染、尿路感染、静脉炎等。

122. 降低体温的方法及注意事项有哪些？

物理降温是高热患者除药物治疗外，最简易、有效、安全的降温方法。可以用湿敷的方法帮助降低体温。

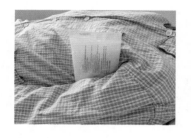

在额头、手腕、小腿上各放一块湿冷毛巾，若体温上升到39.4摄氏度以上，切勿使用热敷退烧，应以冷敷处理，以免体温继续升高。冷敷方法有两种，一种是用冰袋冷敷，放在患者额头、腋下、大腿根等处；另一种冷敷法是把毛巾放在冷水或冰水内浸湿，拧干敷在患处，最好用两块毛巾交替使用，或用毛巾、纱布包上冰块，冷敷四肢、背部、腋窝、肘窝、腘窝和腹股沟等处，敷后用毛巾擦干。冷敷时，要注意观察局部皮肤颜色，出现发紫、麻木时要立即停用。冷敷时间不宜过长，以免影响血液循环，冷敷时毛巾或敷布按需更换。

123. 术后患者用一直吸氧吗？

食管癌手术为全身麻醉，全麻术后早期患者有"呼吸遗忘"，呼吸肌功能未完全恢复，吸氧可以纠正缺氧状态，提高动脉血氧分压和血氧饱和度水平，促进代谢，是辅助治疗多种疾病的重要方法之一。患者需遵医嘱持续低流量吸氧。

124. 吸氧有什么注意事项？

室内严禁火源，以防火灾。床头氧气带严禁私人电器充电。鼻导管使用前应先检查是否通畅，管内是否有液体残留，以防液体入鼻腔引起呛咳。吸氧过程中患者不可自行调节氧流量。

125. 患者吸氧的氧流量一般是多少？氧流量是否越高越好？

正常情况下，术后一般通过鼻导管吸氧，给氧流量控制在 1 ～ 3 升 / 分钟。氧流量不是越高越好，过高流量给氧，则缺氧反射性刺激呼吸的作用消失，导致二氧化碳滞留更严重，可发生二氧化碳潴留，甚至呼吸衰竭。

126. 如何处理术后疼痛？

疼痛的缓解方法以药物治疗为主，术后镇痛药以麻醉性镇痛药为主，如吗啡等。目前，最常用的术后镇痛方法是硬膜外患者自控镇痛和静脉患者自控镇痛，具有简单、方便、安全、效果确切的优点，可根据患者需要调整用药量。

127. 镇痛泵是如何工作的？

当镇痛泵处于开放状态时，镇痛药会以固定的速度缓慢静脉给药，若疼痛剧烈可自行按压按钮，可以一次性增加用药量，第二次按压应间隔 15 分钟，一个小时不超过 3 次。

128. 使用镇痛泵的注意事项有哪些？

镇痛泵有一定不良反应，但因人而异。部分患者肠道蠕动减弱，还有恶心呕吐、尿潴留、瘙痒、低血压、呼吸抑制等，一旦发生，应立即通知医生，遵医嘱对症处理。使用镇痛泵时注意保持静脉通路通畅，以保证使用效果。镇痛泵按钮按压应间隔 15 分钟，一个小时不超过 3 次。

129. 做完手术为什么要做雾化？

雾化吸入是将含有药物的溶液经过雾化吸入器加以汽化，汽化为可吸入的雾状小液滴，随着患者呼吸送入气道的一种给药方式。术中气管插管会刺激呼吸道分泌物增加，雾化有湿润呼吸道、稀释痰液的作用，可以使痰液更容易排出，预防肺部感染。

130. 雾化吸入的注意事项有哪些？

吸入前应清洁口腔，清除口腔内分泌物及食物残渣。吸入后应漱口，防止药物在咽部聚积，最好在安静状态下用药，采用口吸鼻呼的方法。患者做深呼吸，使胸廓活动度增大，肺活量增多，吸入治疗取舒适体位，雾化后痰液稀释刺激患者咳嗽，应及时翻身拍背，协助排痰，保持呼吸道通畅。雾化治疗时患者应正常呼吸，间断配以深吸气；其间观察患者面色及呼吸情况。在氧气雾化吸入过程中，注意严禁烟火及易燃品。雾化吸入完毕，雾化器应保持清洁干燥，防止污染。

131. 什么是有效咳嗽？进行有效咳嗽的方法有哪些？

有效咳嗽是通过一种特殊的呼吸方法诱发咳嗽，将气道远端的分泌物有效排出。首先需要进行 5～6 次深而慢的腹式呼吸，随之深吸一口气，屏气 3～5 秒，其次缩唇（吹蜡烛样），缓慢地用嘴把气呼出，最后再深吸一口气，屏气3～5秒，身体前倾，短促有力地咳嗽，排出痰液。

132. 为什么术后要有效咳嗽？

术后患者常常会存在呼吸道分泌物过多却无法有效排出的情况。有效咳嗽有助于气道远端分泌物、痰液的排出，从而有利于改善肺通气，维持呼吸道通畅，减少反复感染，改善肺功能。在进行有效排痰的过程中，用嘴吹蜡烛样呼气，通过缩唇形成的微弱阻力，增加了气道内压力，延缓了气道塌陷，可以帮助改善肺功能。如果做得好，它就是人体自带的一台"小型呼吸机"。

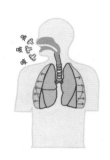

133. 为什么术后咳嗽时要捂住颈部切口？

起到减轻疼痛和减少切口张力的作用。

134. 为什么要叩背？正确的叩背方法是什么？

通过震动使肺、支气管内附着的痰液松动脱落，促使痰液更易排出，排出分泌物可有效预防肺部感染。拍背排痰时手指屈曲，手背隆起呈空心状，由下至上，由两侧向中间，有节奏地、均匀地叩击背部，避开患侧切口部位。

135. 术后为什么输液？输液的注意事项有哪些？

术中可能会丢失大量体液，术后输液的目的是补充水和电解质的不足，达到水和电解质出入量平衡。护士会根据补液目的和患者情况调节输液速度，在输液过程中，不应自行调节输液速度。

136. 为什么静脉输注脂肪乳氨基酸会感觉燥热？

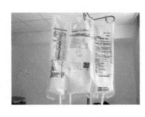

脂肪乳氨基酸属于高渗液体，可能会引起体温升高、燥热等不良反应，如果有这些不舒服的情况，可以告知护士进行处理。

137. 术后为什么不一直使用抗生素？

目前，我国已成为全球抗生素使用第一大国，由于抗生素过度使用，出现了很多超级耐药细菌，对人类危害极大。因此，国家对抗生素使用出台了严格规定：一类切口手术不预防性使用抗生素。存在高危因素患者，如年龄超过 70 岁、免疫力低下、患有糖尿病、体内植入人工材料（如钢板、人工关节等）、手术时间超过 3 小时、恶性肿瘤、术中出血 800 毫升以上者，可以酌情用抗生素。

138. 不能下床活动的时候怎么活动？

可按照以下步骤，在床上进行肢体运动。

上肢运动：将患侧胳膊轻轻抬起，做向上举的动作，还可以绕过头顶，够对侧耳朵。

下肢运动：身体平躺或半卧，双腿伸直并拢，将脚背下压使足尖尽力往下绷直（保持 5 秒），将脚背尽力回勾使小腿肌肉紧绷（保持 5 秒），将双脚恢复原位并将双脚向左摆动（保持 5 秒），将双脚向右摆动（保持 5 秒），将双脚恢复原位顺时针方向最大限度旋转，将双脚逆时针方向最大限度旋转，再按上述步骤重复 10 次。

139. 上肢活动的目的是什么？下肢活动的目的是什么？

由于术中体位的关系，使肩背部肌肉产生牵拉痛，上肢活动的目的是加快恢复。下肢活动的目的是促进下肢血液循环，防止下肢静脉血栓。

140. 第一次下床活动需要注意什么？

第一次下床应先在床上缓慢坐起，若不头晕，可将两条腿搭在床边，没有不适再穿好鞋，下地扶床边站一站。第一次下床不要离开床边，如果感觉体力不支，及时上床休息。注意保护管路，勿打折、脱出。

141. 术后出现呕吐的原因及处理方法是什么？

术后出现呕吐的症状可能是由于麻醉药或应用镇痛泵引起的，可以夹闭镇痛泵，通常症状可自行缓解。如病情需要可遵医嘱应用些药物止吐。

142. 术后出现呃逆的原因及处理方法是什么？

手术之后出现呃逆不止，有可能是手术刺激膈肌痉挛导致，一般这种情况可以尝试以下处理方法。①屏气疗法：通常屏气时间越长越好，能够令膈肌稍微休息，从而避免其兴奋而达到停止呃逆的效果；②药物治疗：遵医嘱应用一些中枢性镇吐药，如甲氧氯普胺、盐酸异丙嗪片、氯丙嗪等；③中医针灸疗法：一般可针刺内关穴、足三里穴等穴位，也能够达到停止呃逆的作用。

143. 术后出现腹胀的原因及处理方法是什么？

术后腹胀一般由于手术创伤刺激后使胃肠功能受到抑制，从而肠道内的积气不能有效及时排出体外所致。待肠蠕动恢复后，可逐渐缓解。在术后出现腹胀，可采取一定治疗处理措施，如使用甘油灌肠剂辅助排气排便，减轻腹胀；另外，术后尽早下床活动，可增强肠蠕动来缓解腹部不适；也可减慢肠内营养液滴注速度，腹胀严重时可暂停肠内营养，待症状缓解后再进行。

144. 为什么术后医生护士总是问是否排气？

排气也就是放屁，是医生、护士判断术后胃肠道功能是否恢复的重要指标。一般来说，患者术后排气了，就标志着胃肠功能已经完全恢复了。

145.患者为什么术后多日没有便意？

由于进食减少和胃肠功能紊乱。

146.患者术后排便困难怎么办？

可以遵医嘱使用甘油灌肠剂或口服乳果糖、四磨汤等，切勿用力排便。

147.术后擦洗身体时切口敷料潮湿脱落怎么办？

术后擦洗身体是为了让患者感到舒适，擦洗身体时应避开切口部位，若切口敷料不慎潮湿脱落，应及时通知医生换药。

148.切口敷料需要每天更换吗？

切口敷料若没有渗出，清洁干燥，不需要每天更换。换药是为了促进切口愈合、减少感染风险，医生会根据切口渗血渗液情况给予换药。换药并不是越频繁越好，过于频繁会影响切口的愈合。

149.食管癌术后为什么暂时不能吃饭？术后多久可以进食？

患者术后1～5天处在手术创伤期，吻合口尚未愈合，胃肠功能也未完全恢复，如果这时盲目进食，不利于吻合口恢复，因此需要遵医嘱进行鼻饲以增加营养。

　　食管癌术后开始进食的时间根据不同术者的习惯，并不完全一致。传统的方法是术后先禁食1周左右的时间，待吻合口完全愈合后逐步进食。其间可以配合鼻饲管、空肠造瘘管等给予肠内营养。随着加速康复外科技术的进步，我院李印教授提出了术后早期进食，即术后第一天开始流质、半流质饮食，不再放置营养管。还有国内同行主张术后晚期进食，即术后2～3周内依赖鼻饲管或空肠造瘘获取肠内营养，待术后2～3周再开始进食。不同的中心及术者有不同的围手术期管理习惯，这与手术方式及吻合方式等密切相关。因此，术后多久可以进食，按照主管医师的要求进行即可。

150. 鼻饲营养液需要加水吗？加水的目的是什么？加多少水？可以加开水吗？

　　如果营养液浓稠，可以加入温水稀释，防止鼻饲管堵塞。在满足患者营养治疗需求的基础上，营养液与水可2：1配制，也可根据具体情况进行调整。切勿加入开水，开水会破坏营养液的性质。

151. 术后为什么会经常抽血？通常术后化验项目有哪些？化验的目的是什么？

　　抽血目的是看化验指标，根据化验结果能够及时调整治疗方案。通常术后化验项目包括血常规、凝血功能、血生化等。

152. 术后化验何时出结果？

抽血后化验报告出结果时间与所做检查项目有关，如血常规通常 30 分钟出结果；血型化验通常 1 小时；如肝肾功能、电解质、血脂等，一般 2～3 小时；某些特殊检查，如乙肝五项，需要 4 小时左右。

153. 术后抽血会使患者更虚弱吗？

一次性抽血 2～3 管，加起来约 10 毫升。每千克体重含血液 70～80 毫升，占体重 7%～8%，人体血液平均有 4.7 升，抽血化验对身体的影响微乎其微，更不会导致贫血。

154. 为什么手术以后要拍胸片？

食管癌术后常通过拍摄胸片来判断术后是否有肺部炎症、胸腔积液，以及残余气体，便于为术后病情评估提供重要参考。

155. 手术后胃的容量会不会减小？

食管癌手术是把胃吻合为管状胃，胃明显呈细长状，胃的容量明显下降。术后建议患者少食多餐，即以前吃 3 顿饭，现在可以吃 5～6 顿饭，每顿少吃，这样能减少患 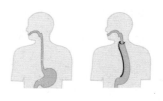 者胃扩张，减轻挤压胸腔对肺产生影响，还可以减少胃内容物反流，避免误吸。

156. 恢复正常饮食后，饭后需要运动吗？饭后多久可以平躺？

术后康复期，常做锻炼可以加快代谢，使身体细胞更加活跃，帮助患者保持良好心情。但要量力而行。饭后多久都不能平卧。食管癌术后需长期保持床头抬高体位，防止反流，包括夜间休息，床头也不能低于 30 度。

157. 不吃东西还需要刷牙吗？

需要。患者由于不经口摄食，唾液分泌量减少，口腔自洁作用减弱，患者全身免疫力降低，使口腔中细菌得以大量生长与繁殖，故有效的口腔护理可以保持口腔清洁、预防发生口腔感染。

158. 手术后为什么会反流？出现反流了怎么办？

反流原因：胃食管结合部解剖结构的被改变是最主要原因，食管与胃之间的压力梯度消失，因而不可避免地发生胃食管反流。胸胃的迷走神经切断，去神经化的胸胃不能形成由近端向远端的节律性收缩，而且幽门括约肌不能和胸胃的运动协调一致，只能在重力的作用下移向并通过幽门。如患者同时存在胃扭转、不完全性幽门梗阻等使胸胃压力升高的因素，则更可能形成术后胃食管反流。

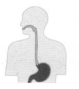

预防措施：改变生活方式，少食多餐，避免胃扩张。避免高脂肪

饮食，改掉吸烟、嗜酒及长期饮用咖啡、浓茶的习惯。尽量保持直立位或坐位，睡前 2 小时内勿进食，长期采取半卧位睡眠，借助重力作用，减少消化液反流腐蚀食管。

159. 手术以后为什么会声音嘶哑？

食管癌术后出现声音嘶哑主要是因为喉返神经受损，喉返神经是通过胸腔重新返回喉部支配声门活动的神经，其上行途径是气管食管沟。手术过程中，为了将颈胸交界处的淋巴结清扫干净，有时会不可避免地损伤喉返神经。

160. 术后声音嘶哑还可以恢复正常吗？

食管癌患者在手术后出现声音嘶哑的症状是可以恢复的，但恢复过程比较漫长。大多数在术后半年恢复。这段时间要注意对声带的保护，尽量少说话，可以用写字代替讲话。

161. 什么是加速康复？

加速康复是指通过有效、合理、适度地改良常规治疗流程，减轻手术应激反应，减少手术并发症，降低手术风险，从而加快患者术后恢复进程、缩短术后住院时间、减少住院费用、提高术后患者生活质量、改善手术体验和提高满意度。加速康复的核心是尽量减轻术中机体应激反应，从而减轻患者心理及机体损伤。

162. 手术以后多休息是正确的吗？

不完全正确。休息的同时也要适当活动。术后首先注意饮食调理，进食后注意体位保持直立位或高半卧位，饭后建议散步半小时左右，调整心态，配合治疗，促进病情恢复。

163. 手术以后可不可以开窗通风？能不能开空调？

可以。每日定时开窗通风，可以加强空气流通。空调温度控制在 24 ～ 26 摄氏度为宜，保持室内恒温舒适，减少冷热冲击。

164. 术后肩膀疼痛，活动不便是什么原因？

由于胸外科手术时间长，长时间体位牵拉易造成肩关节周围肌肉筋膜张力性损伤，且伴有关节活动障碍，术后适度肩关节活动可促进恢复。

165. 术后切口麻木正常吗？

是正常生理现象。一方面，由于术中麻醉药物的使用，伤口周围会有麻木感，随着时间推移，麻醉药物吸收之后，症状就可以缓解；另一方面，由于手术过程中造成神经损伤，可以遵医嘱使用营养神经药物对症处理，缓解症状。

166. 什么是皮下气肿？发生了皮下气肿怎么办？

皮下气肿的产生，是由于胸腔引流管不通畅或过细，导致胸腔内气体压力过大，气体由胸腔内向引流管周围皮下蔓延。产生皮下气肿后，应该先通畅胸腔引流管或更换较粗的引流管，同时对引流管周围的组织进行加压包扎，严重的还需要在皮下气肿最明显的部位插入较粗的注射器针头，进行手法排气。

167. 为什么有的患者要吸痰？

食管癌手术时间长，多采用气管插管全麻方式，术后患者常因疼痛无力咳嗽，部分老年患者体弱咳痰无力，容易造成痰液堵塞呼吸道，及时清除痰液，防止堵塞气道导致缺氧、窒息，也可预防肺不张和肺部感染。

168. 食管癌术后造成跌倒的因素有哪些？如何防止患者跌倒？

造成跌倒的因素有很多，主要有以下几个方面。

①食管癌手术创伤大，术后患者体力虚弱、留置引流管路多，影响患者行动，这些增加了术后患者发生跌倒的危险。②药物不良反应，易造成跌倒的药物有：血管扩张剂、利尿药、降压药、降糖药、镇静药、缓泻剂等。③环境因素：地面湿滑、光线差、病室杂乱、鞋不合脚等。④患者自身因素：高龄、高血压、贫血、视力模糊、营养不良、虚弱、肢体功能障碍等。

避免跌倒的措施主要有以下几个方面。

①睡前如厕，夜间减少水分摄入，减少夜间如厕机会。②下床前先于床上坐起，无不适后，向有胸管一侧翻身，坐于床边，无不适后再下床行走，过程中注意保护各项管路以免脱出。③服用易造成跌倒的药物后，半小时内勿下床活动，若有头晕无力等不适症状及时通知护士。④患者需要任何帮助而无家属在旁时，请按呼叫器通知护士协助解决。体力虚弱时不可下床，应在床上使用便器。⑤物品收于柜内，保持过道宽敞。床尾摇床把手用毕及时收回，以免磕绊。⑥选择合适的衣裤及防滑拖鞋。⑦患者夜间睡觉时拉起床挡进行保护，夜间开启床头灯照明。⑧对于意识不清、躁动不安的患者应给予适当保护性约束。⑨如厕后先原地缓慢站起，无头晕不适后再返回病房。如厕时有紧急事故，请按马桶旁红色呼叫器通知医护人员。⑩在走廊内行走时务必请家属陪伴，生活用品放在方便易取之处。

169. 术前吃的药，术后还照常吃吗？

请务必告知医生术前服用药物情况，让医护人员全面了解术前服药情况，由医生综合病情考虑术前药物是否照常服用。

170. 患者使用轮椅时的注意事项有哪些？

将轮椅推至床旁，椅背和床尾平齐，面向床头。扶患者坐起，披上外衣，穿鞋，下地。拉起两侧扶手旁的车闸，以固定轮椅；如无车闸，护士站在轮椅后面，固定轮椅，患者扶着轮椅的扶手，尽量靠后坐，勿向前倾身或自行下车，以免跌倒。翻转踏脚板，供患者踏脚。在推轮椅行进的过程中要注意安全，保持舒适坐位。推车下坡时减慢速度，过门槛时翘起前轮，使患者的头、背后倾，患者应全程抓住扶手，以防发生意外。注意观察病情。

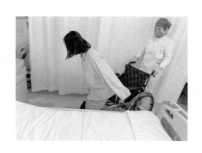

171. 什么是约束带？约束带的作用是什么？

约束带是用于限制患者身体或肢体活动，防止患者自伤或伤害他人的工具。作用：①控制危险性行为的发生（如自杀、自伤、极度兴奋冲动，有明显攻击行为），避免伤害他人或自伤；②防止谵妄、躁动及危重患者因虚弱、意识不清或其他原因而发生撞伤、抓伤等意外，确保患者安全；③防止患者意识不清时自行拔管，确保各项治疗顺利进行。

172. 使用约束带的方法及注意事项有哪些？

一般情况下，食管癌术后最常用的是肢体制动法：暴露患者腕部或踝部，将约束带包裹并缠紧腕部或踝部，系带绕手腕一周系死结，使之不松脱，系带另一端系于两侧床沿系死结，使系带不能前后滑动。

病情稳定或治疗结束后，护士会解除制动。需较长时间制动者，护士会观察制动肢体的末梢循环情况，定时松解约束带活动肢体。

173. 能不能给术后患者送花？术后能不能用蚊香？

不建议。颜色太浓艳的鲜花，会刺激患者神经，激发烦躁情绪，香味浓烈的鲜花易引起喘憋咳嗽；呼吸道疾病患者，若受到蚊香刺激可能会出现恶心、呕吐、头晕、咳嗽等症状，不利于患者恢复。

（薛一博 朱清森）

皮肤护理篇

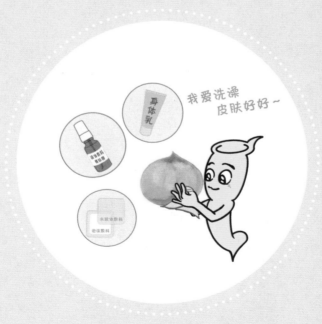

174. 什么是皮肤压力性损伤？

压力性损伤是由以前大家熟知的"压疮"演变而来，是指位于骨隆凸处、医疗或其他器械下的皮肤和／或软组织的局部损伤。可表现为完整皮肤或开放性溃疡，可能会伴有疼痛感。

175. 皮肤压力性损伤是怎样形成的？

压力引起的损伤称为压力性损伤，是由于强烈和／或长期存在的压力或压力联合剪切力导致。形成压力性损伤的外在因素主要有压力、剪切力、摩擦力与潮湿刺激；内在因素包括年龄、活动能力与移动力、营养因素、组织灌注和心理因素等。

176. 如何预防皮肤压力性损伤的发生？

体位变换（减压）是预防压疮的最有效措施。

翻身频度：至少每2小时一次，有压疮风险的患者使用有效的减压床垫后，翻身频率可延长至4小时。

坐卧位：一次坐起不能超过2小时，两次坐起间隔不能少于1小时，鼓励每15分钟抬起臀部缓解压力，如前倾（最有效地缓解压力体位）、左右侧身、后倾。

保持床单清洁、平整、无皱褶、无渣屑。干燥的皮肤使用保湿霜滋润。

177. 完整的皮肤是什么样子的？保持皮肤的完整性为什么非常重要？

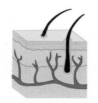

完整的皮肤包括表皮、真皮、皮下组织，其间含有神经、血管、淋巴管、皮肤附属器等。表皮为皮肤的最外层，它覆盖全身并有保护作用，表皮没有血管但有许多微小的神经末梢。真皮主要由胶原纤维、弹力纤维、网状纤维和无定型基质等结缔组织构成。皮下组织是一层比较疏松的组织，它是一个天然的缓冲垫，能缓冲外来压力，同时也是一种热的绝缘体，能够储存能量，也含有丰富的血管、淋巴管、神经、汗腺和毛囊。皮肤包裹在身体表面，直接同外界环境接触，具有保护、排泄、调节体温和感受外界刺激等作用，是人体最大的器官。

178. 为什么食管癌术后患者容易产生皮肤压力性损伤？

食管癌术后患者要求 30 度至 60 度卧位，身体呈倾斜平面，骶尾部皮肤会受压力、剪切力的作用；同时，身体与床单位接触面会产生摩擦力，使皮肤真皮层和皮下组织受压，引起局部血液循环障碍而导致压力性损伤。另外，食管癌患者普遍年龄大，术后营养情况较差，发生合并症后活动力可能下降等都是压力性损伤的影响因素。

179. 皮肤压力性损伤一般会在术后多久发生？

术后患者的皮肤开始出现异常的时间均在手术当天至手

术后 1 ～ 3 天，其中手术当天能观察到皮肤出现异常者占66%。术后当天至术后 1 ～ 3 天是术后压力性损伤预防的重要时期。

180. 食管癌术后哪些部位容易发生皮肤压力性损伤？

食管癌术后取半坐卧位，压力性损伤好发部位为肩胛骨处、肘关节处、足跟处、骶尾部和臀部，其中骶尾部和臀部最高发。

181. 术后卧床的患者，什么动作最容易发生皮肤压力性损伤？

固定姿势，大于 2 小时不更换；更换体位时，体表皮肤未离开床单位，与床单之间形成摩擦力，容易发生压力性损伤。

182. 什么样的人群容易发生皮肤压力性损伤？

老年人、营养不良的患者、肥胖和极度瘦弱者、活动受限者、术后发热疼痛的患者。

183. 放疗后的患者为什么更容易发生皮肤压力性损伤？

放疗后，皮肤会出现色素沉着或减退呈花斑样改变，皮肤纤维化变硬，皮肤及组织毛细血管扩张，易发生缺血性损伤引起压力性损伤。

184. 皮肤压力性损伤发生后，对食管癌手术的恢复会有影响吗？

食管癌患者术前已有营养不良、消瘦贫血等肿瘤消耗体征，且由于手术创伤大、术后禁食时间长、留置引流管路多、病情复杂多变等因素，食管癌患者术后较容易发生压力性损伤。一旦发生皮肤压力性损伤，不仅增加患者躯体疼痛及精神压力，更会加重病情，甚至危及生命。

185. 发生皮肤压力性损伤后，饮食需要注意什么？

保证合理的热量和蛋白质摄入。豆制品（如豆腐）、肉类（如瘦肉、鸡肉、牛肉、鱼肉）、新鲜的蔬菜水果，都含有丰富的维生素和微量元素，能够为人体提供必需的营养元素，也有助于促使压力性损伤的愈合。对于不能经口进食的患者，给予鼻饲注入机体所需各种营养物质，保证患者营养需求。

186. 大小便失禁的患者，如何预防皮肤压力性损伤？

大小便失禁的患者要及时更换尿垫，保持床单位清洁、平整、无皱褶、无渣屑，避免潮湿及排泄物的刺激。易潮湿、浸渍的皮肤可使用皮肤保护剂，如赛肤润等。

187. 皮肤压力性损伤患者使用气垫床后，翻身频率可以降低吗？

食管癌术后患者至少每 2 小时翻身一次。使用减压床垫或脂肪垫后，翻身频率可延长至 4 小时一次。

188. 切口敷料下的大水疱可以刺破吗？

直径小于 5 毫米的水疱不需处理，直径大于 5 毫米的水疱可在无菌环境下低位针刺，引流疱液，保留疱皮，酌情使用敷料或者绷带加压包扎。

189. 切口敷料下的大水疱可以涂抹紫药水吗？

不可以。紫药水的主要成分是甲紫，并未有研究显示甲紫对水疱有治疗作用；相反，由于甲紫有一定的收敛作用，会影响皮损愈合，所以不建议使用。

190. 皮肤压力性损伤发生后可以热敷吗？

不可以。热敷使皮肤温度增加，造成微血管扩张。

191. 皮肤压力性损伤发生后可以使用烤灯吗？

不可以。烤灯可使局部皮肤升温、干燥，组织细胞代谢及需氧量增加，造成细胞缺血坏死。

192. 皮肤压力性损伤发生后可以使用橡胶圈吗？

不可以。橡胶圈会使局部血液循环受阻，造成静脉充血水肿，同时阻止汗液蒸发而刺激皮肤，可出现圈式压伤。

193. 皮肤压力性损伤发生后可以涂抹爽身粉吗？

不可以。爽身粉虽然可以吸收水分，但它主要成分是滑石粉，不是无菌药品，不能用于创面；同时爽身粉聚集在皮肤褶皱处，易堵塞皮肤毛孔，可引起皮肤损伤。

194. 皮肤压力性损伤发生后可以涂抹凡士林吗？

不可以。凡士林会堵塞皮肤毛孔，不透气，使皮肤排泄功能受阻。

195. 皮肤压力性损伤发生后，90度翻身是不是更好？

在病情允许的情况下，建议患者选择30度侧卧位。30度体位能使患者避开身体骨凸处部位，且每个受力点的位置的压力均小于毛细血管关闭压，降低了压力性损伤的风险。30度侧卧位有利于压力分散和血液流动，而90度侧卧位由于局部压力面积较小，可导致局部体重的压力超过毛细血管的压力，尤其是骨突处，易引起血流阻断和缺氧，导致组织损伤。

196. 皮肤压力性损伤发生后，什么样的部位不能进行按摩，为什么？

已受损处皮肤不可以按摩。按摩将升高皮肤温度，增加局部耗氧，加速炎症扩散，加重损伤程度。

197. 频繁清洁皮肤是不是可以促使损伤恢复？

不是。清洁皮肤要适度，频繁、过度清洁皮肤，会增加剪切力，损伤皮下组织，皮肤干燥，使皮肤排泄功能受阻，改变皮肤环境。

198. 脂肪垫使用时需要注意什么？

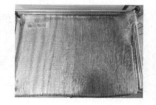

保持床单位清洁无渣屑。如果需要在床上调整位置，不能拉拽，要将垫子的一端向另一端卷起，拖住重心，挪到指定的位置，再打开铺平。

199. 使用脂肪垫后是不是就可以不翻身了？

不是。脂肪垫的立体螺纹结构虽然可以增加受力面积，分散压力，还可顺应多个方向的力缓解剪切力，但是压力和剪切力并未完全消失，所以翻身很有必要。

200. 脂肪垫污染后如何清洗？

脂肪垫如果被污染，建议使用清水清洗。如果需要消毒，可以使用千分之五的含氯消毒液擦拭或使用医用湿巾擦拭，再用清水洗过的毛巾擦拭，清除残留消毒液即可，不建议使用酒精消毒。

201. 赛肤润的作用是什么？如何使用赛肤润？

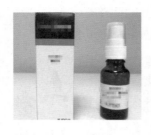

赛肤润是一种液体敷料，可在皮肤表面形成脂质的膜，保护受损皮肤，锁住表皮水分，可有效防止皮肤干燥，从而达到皮肤修复作用。同时赛肤润含高浓度亚油酸、亚麻酸及维生素 E 等人体必需的脂肪酸，可以起到扩张局部血管、加快局部血流作用，从而增加皮肤营养供应，达到修复皮损的目的。

使用方法：用指尖轻柔地环形按摩 1 分钟促进吸收，风险区域皮肤或患处局部少量喷涂，每天 3～4 次。

202. 压力性损伤皮肤发生破损后，可以使用赛肤润吗？

不可以。赛肤润是一种液体敷料，它的产品组成成分包含过氧化玉米油以及大茴香，属于非灭菌产品，所以不能直接用于破损的皮肤。

203. 泡沫敷料和水胶体敷料有什么区别？

二者与创面渗出液接触后，均可吸收渗出物，并形成一种凝胶，避免敷料与创面黏着，泡沫敷料吸收力更强，适用于渗液较多的创面，水胶体半透明敷料适用于渗液较少的创面。

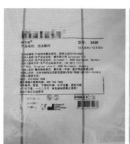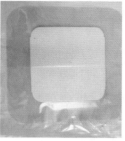

泡沫敷料

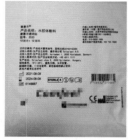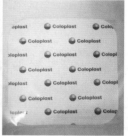

水胶体敷料

204. 使用水胶体敷料的注意事项有哪些？

使用水胶体敷料不能代替翻身。敷料外缘应超出皮损外缘至少 2 厘米。粘贴敷料前应将皮损清洁并充分待干。粘贴敷料时，不要过于用力。注意保持敷料周围清洁干燥。如有卷边，不能维持密闭环境，需要及时更换。

205. 水胶体敷料使用时需要多久更换一次？

一般 3～7 天更换一次，如有渗液较多、起泡或卷边随时更换。

206.造口粉和爽身粉有什么区别?

造口粉主要成分是羧甲基纤维素钠,具有良好的吸收能力,能有效吸收排泄物,减轻对皮肤的刺激,使皮肤保持干爽,减少炎症、过敏发生,用于皮损周围的皮肤护理。

爽身粉是日常生活中常用的卫生用品,主要成分有滑石粉、硼酸、硬脂酸锌、氧化锌、碳酸钙和香料等,有清凉感的薄荷类香精,给人以凉快舒适的感觉。由于成分及用途不同,二者不可替代使用。

207.造口粉使用时需要注意什么?

使用造口粉前,应先仔细清洁皮损周围皮肤,并待完全干后,微微晃动瓶身,喷洒少量造口粉于受刺激的暴露皮肤处,只需表面浅浅一层,用细纱布将粉剂抹匀,轻轻地将多余造口粉擦掉即可。造口粉不可用于皮肤破损处,造口粉是不含有药物的,它只是吸收过量的液体,使皮肤保持干燥。

（张青）

管路护理篇

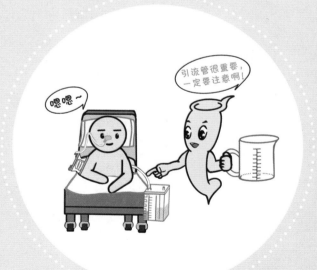

208. 术后患者携带的管路有哪些？有什么作用？如何护理？

食管癌术后患者可能会留置胸腔引流管、腹腔引流管、纵隔引流管、胃肠减压管、肠内营养管、尿管等，各引流管和胃肠减压管都是为了排液排气，引流出胸腔、腹腔、纵隔、胃里的积液和积气。肠内营养管给予肠内营养，即鼻饲营养液使用。患者注意保持各管路通畅，妥善固定，勿打折牵拉脱出。

209. 胸腔引流管、纵隔引流管、腹腔引流管的区别是什么？

区别是放置管路的位置不同，这些管路分别引流胸腔、纵隔、腹腔中的积液和积气。

210. 术后什么时候可以拔除胸腔引流管、纵隔引流管、腹腔引流管？

拔管指征由医生来判断，医生会根据术后每天引流液性质及量的变化，以及床旁胸片的情况来决定是否可以拔除。

211. 什么是胸腔引流管？

胸腔闭式引流是胸外科应用较广的技术，以重力引流为原理，将引流管一端放入胸腔，而另一端接入比其位置更低的水封瓶，使液体、血液和气体从胸膜腔排出，并预防其反流，重建胸膜腔正常负压，促进肺部扩张，预防纵隔移位，是治疗脓胸、血气胸的有效方法，这根引流管则被称为胸腔引流管。

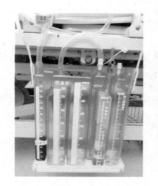
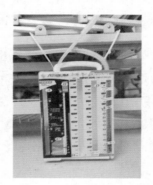

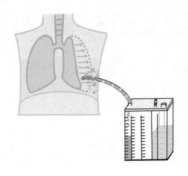

212. 胸腔引流管（胸管）有哪些护理要点？

妥善固定，防止引流管从胸腔脱出，保持引流管通畅，引流管受压、扭曲、折叠，不利于引流液的排出，注意保持引流管的密闭性，尤其是引流管连接处，切勿漏气。患者卧床休息时，可将胸管固定在床单上，坐起或下床活动时，注意别针是否打开，保持胸管足够的长度。从有胸管的一侧下床，活动时防止胸管钩挂在床档上。胸管一旦脱出，立即用手捂住切口并呼叫医护人员。如果胸管从中间断开，立即反折断管并呼叫医护人员。以上措施均为防止空气进入胸腔从而发生气胸。患者下床活动时注意保持胸腔引流瓶直立，勿将胸腔引流瓶踢倒失去水封的功能。胸腔引流瓶一旦倒下，要告知护士，由护士判断是否有补加水封的必要。

213. 拔除胸管后有什么注意事项？

患者可卧床休息片刻，平稳呼吸。如有胸闷，呼吸困难，切口漏气、渗液、出血、皮下气肿等情况，立即通知医护人员。

214. 胸腔引流管如何妥善固定从而防止打折、拖拽？

胸腔引流管出胸腔处医生用缝线固定引流管于皮肤上，护士会用一种引流管固定贴直接将引流管固定于胸壁皮肤上，并将下方连接的胸腔引流瓶挂钩固定于一侧床沿。引流管固定在床旁时要预留一定长度，防止翻身或活动时牵拉脱出。

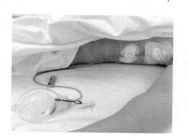

215. 胸腔引流瓶低于患者身体水平面什么高度有利于引流？

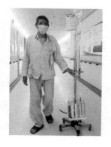

胸腔引流瓶应低于患者胸壁引流口平面60～100厘米，以防引流液倒流而引起胸腔感染。

216. 胸腔闭式引流最有利于引流的体位是什么？

术后取半卧位，便于胸腔内的渗出液顺着重力引流出体外，利于呼吸。

217. 患者外出做检查或转运时，如何妥善固定胸腔闭式引流管？

搬动或转运患者时，应使用平车或轮椅，引流管应留有足够长度并固定在轮椅扶手或平车床沿上，以免因翻身、牵拉等引起疼痛或脱出。

218. 拔除引流管时为什么要求患者深吸气后屏住呼吸？

由于胸腔内为天然负压，深吸气的动作将两肺膨胀起来，让两层胸膜之间没有空隙，而且让胸膜腔内负压变小，预防空气从引流口处进入胸膜腔，此时拔除引流管，可以避免外界气体进入胸腔形成气胸，引流管全部拔出体外后就可以正常呼吸了，拔管后医生会用纱布压迫引流管口避免外界气体进入胸腔内。患者可遵医嘱自行按压 5 ～ 10 分钟，并卧床休息片刻。

219. 什么是胃管？留置胃管的目的及重要性是什么？

胃管是由鼻孔插入的一根硅胶软管，由咽部通过食管到达胃部。食管癌术后留置胃管是用来排出胃液及胃内积气的，以降低吻合口张力、缓解腹胀症状；同时便于护士观

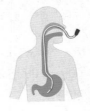

察胃液的颜色、性质和量。留置胃管期间，患者咽喉部会有异物感，但不可自行拔除胃管，拔除时间由医生决定。一般术后留置胃管时间为 7 天左右。

220. 置胃管或营养管后如何妥善固定？什么是 Y 形胶布同时固定胃管及营养管的正确方法？

食管手术后，一般胃管和营养管留置在同一侧鼻孔，患者会感到鼻孔堵塞，呼吸不畅，适应后缓解。为妥善固定胃管和营养管防止脱出，一般会采用胶布固定＋棉布或线绳固定的方法。

胶布固定法：Y 形宽胶布鼻梁固定法，可使其更加舒适、美观，防止管道移位，降低皮肤黏膜受损可能，避免了非计划拔管的发生，提高患者的舒适度。将胶布剪一条长 9 厘米、宽 3 厘米的鼻贴，距上端 3 厘米处剪一个"人"字形，从顶端弧形剪开（此法可有效避免卷边，更服帖），鼻贴在鼻翼处塑形预留缓冲 0.5 厘米，后将其中一条末端反折，绕胃管固定，另一条反方向同法固定，然后将剪下的备用胶布用高举平抬法在同侧耳垂上固定。也可使用专门用于固定胃管和营养管的胶布进行固定，此种胶布自带分叉结构，可分别固定胃管和营养管。鼻部皮肤和黏膜比较娇嫩，操作过程中注意手法轻柔，无张力粘贴，即不要将胃管紧紧固定在鼻翼上，以防止压伤皮肤或黏膜，最好使管路中空于鼻腔之中。

棉布或线绳固定法：以反 ∞ 字双套结，将胃管和营养管套入，固定在鼻尖下 0.5 ～ 1 厘米，结节部向上，经耳郭在枕后打活结固定。

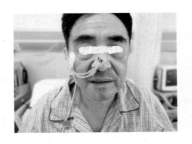

221. 为什么要冲洗胃管？

冲洗胃管的目的：保持胃管通畅，方法是每隔 4～6 小时用生理盐水 10～20 毫升冲洗一次，以保持管腔通畅，维持有效负压。

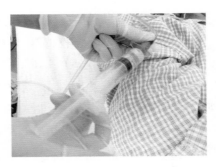

222. 胃肠减压引流器的使用目的及方法是什么？如何固定及外出携带？

胃肠减压是将胃管从鼻腔插入胃内，一端连接一次性胃肠减压引流器，在负压作用下使胃内容物从患者体内吸出的一种方法。此方法可将胃肠道内的气体或液体吸出来，以降低胃肠道内压力，减少胃肠膨胀程度，改善胃肠壁血液循环，促进胃部伤口愈合和功能恢复。卧床期间可将一次性胃肠减压引流器用别针固定在床单或床档上，外出散步或检查时将引流器用别针固定于病号服上衣的口袋上，低于胸部以下即可。

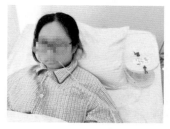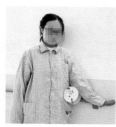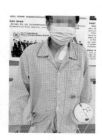

223. 患者夜间熟睡时如何防止意外自主拔胃管及营养管？

每个管路都是有用的，基本可以分为入路和出路两种。入路管包括营养管或鼻饲管，为患者提供营养物质；出路管以各种引流管路为主，一方面引流积液、积气防止感染，另一方面方便医护人员观察引流液性状以判断病情变化。所以，意识上需加强重视，不要自行拔除管路。如果觉得自己夜间可能无法控制，可告知护士，必要时给予保护性约束带防止拔管。

224. 胃管及营养管意外脱出后如何处理？

立即通知医护人员，由医生根据患者病情决定是否给予再次置管。

225.何种情况提示固定胃管的鼻贴应该更换？

如果鼻贴卷边、松动、不服帖，或鼻子出油出汗较多，鼻贴有脱落的迹象，应及时更换。

226.术后留置胃管，为什么会咽喉痛？怎么办？

因为胃管是通过鼻腔下到胃里，做呼吸和吞咽动作时会摩擦到咽喉部位，所以不可避免地会随着胃管留置时间的增加而感到疼痛和不适，如果胃管固定得不合适也会使摩擦面积增大，可以通过固定好胃管来减少摩擦。

227.术后留置胃管，为什么鼻涕增多？

因为胃管刺激鼻腔，造成分泌物增多。

228.术后留置胃管，如果鼻出血怎么办？

若鼻出血应及时通知医生，确定出血部位，鼻出血时请勿仰头止血，以防误吸。尽量保持情绪平稳，听从医护人员安排。

229.术后留置胃管，固定胃管的鼻贴使用时应该注意什么？

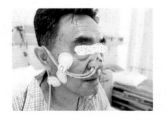

贴鼻贴时胃管应保持在鼻腔中空的位置，避免压迫鼻腔。按需更

换鼻贴，避免长期压迫一个位置造成鼻部皮肤压伤。

230. 胃管和（或）鼻饲管滑出来后，患者可否自己插回去？

不可以，如果管路脱出了一部分，需要由医生来判断管路是否还在消化道内，如果自己插回去，有可能会插错到呼吸道内或损伤吻合口。

231. 术后多少天可以拔除胃管？

术后拔除胃管的时间因人而异，当胃液的量符合拔管指征，夹闭胃管一段时间后也没有出现腹胀、腹痛、反流等症状时，由医生判断是否可以拔除胃管。一般在术后一周左右。

232. 术后什么时候可以拔除营养管？

术后的营养方式一般是从静脉营养过渡到肠内营养再过渡到经口进食。术后拔除营养管的时间因人而异。如果经口进食可以满足身体所需营养了，医生会拔除营养管。

233. 长期保留胃管及营养管的患者最需要进行哪些心理指导？

由于病程长、费用高、心理负担重及长时间面部戴管不适，患者可能会有消极情绪，如紧张、烦躁、恐惧、苦恼、悲伤等，这是十分正常的。可与家属或医护人员倾诉自己的烦恼，了解疾病的相关知识，以康复病友为榜样，树立战胜疾病的信心。患者也可以通过听音乐、看书、散步等方式来放松身心。

家属可协助患者翻身，推拿背部、肩颈部，以减轻因头颈部的被动体位带来的不适。

234.肠内营养管堵塞的常见原因是什么？有哪些疏通营养管的方法？

堵管常见原因：肠内营养管扭曲折叠，营养液堵管，肠内营养管的材质，导管内径细，置管时间长，经营养管给药未充分碾碎，药物残渣未溶解，药物与营养液配伍不当，蛋白质凝固等均与堵管有密切关系。

堵管解决方法：一旦发现营养管堵塞，为提高再通率应该尽快处理，及时冲管。如果不能疏通，切忌强力冲管，否则容易导致导管破裂。可用温水脉冲式冲洗或与负压抽吸交替进行，同时用指腹反复轻捏挤压体外部分管道，进而消除堵管。也可用碳酸氢钠等溶液冲洗，通过溶解管内蛋白和纤维凝块。如仍不通畅，可告知医护人员。再通后的营养管一定要增加冲洗次数，防止再堵塞。如果仍然不能解决，只能拔出营养管重新放置。

235.如何预防营养管堵塞？

为了防止堵管，每4～6小时应使用40毫升温水冲洗管道，保证管道通畅。药物应充分研磨、溶解，以防管道堵塞。鼻饲黏稠的营养液可加少量水稀释，避免堵管。

236. 留置营养管时间过长需要更换吗？

营养管的型号和材质不同，留置在体内时间长短各不相同，具体更换时间遵从医嘱。

237. 留置导尿管的注意事项及护理要点有哪些？

患者翻身时注意保护勿使导尿管脱出，集尿袋内尿液达 1/3 ～ 1/2 时及时倾倒，防止重力作用使尿管脱出。患者不可强行拔管，膨大的水囊强行拔出会致尿道黏膜撕裂出血。患者站立时尿袋不宜高于膀胱水平，以防止尿液逆流造成尿路感染。留置尿管期间，如有不适可通知医护人员。

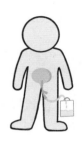

238. 如何妥善固定导尿管？

卧床时，将导管从患者腿下穿过，尿袋用别针挂于患者床旁；下床活动时，应先取下挂尿袋的别针，将别针与尿袋挂于患者上衣下摆处。

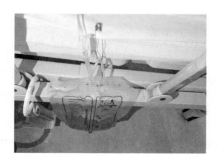

239. 长期留置尿管会引发感染吗？如何预防？

会。导管伴随性尿路感染是一种常见的尿路感染，其原因主要有长期留置导尿管、女性患者尿路短、导尿管与集尿袋连接不良等。

预防措施：尿道口易受粪便以及分泌物污染，应每天清洗外阴。将集尿袋固定在床旁，集尿袋不得超过膀胱高度，防止尿液反流。

240. 术后留置尿管，为什么患者一直说想小便？

留置导尿管后，患者有想小便的感觉属于正常现象。尿管插入膀胱以后，为防止脱出，会在尿管尖端处用生理盐水打一个水囊固定。水囊及尿管会刺激膀胱，患者就会有想排尿的感觉，同时尿液会自动流到尿袋中。但如果有憋胀无法排尿的感觉，请告知医护人员，医护人员会判断尿管是否通畅。

241. 长期持续吸氧的患者呼吸道会干燥吗？

不会。吸氧装置带有湿化瓶，吸入的是湿化后的氧气，不会导致患者呼吸道干燥。

242. 患者咳嗽时颈部引流管口处的缝线会裂开吗？如何保护颈部引流管处的伤口？

患者咳嗽时用对侧手掌按压颈部切口给予保护，可减轻切口张力，也可减轻咳嗽造成的疼痛。一般情况下颈部切口及引流管是有缝线固定的，不必过度担心伤口会裂开。同时也要注意观察咳嗽时伤口有无渗血渗液，如有渗血应及时通知医生。

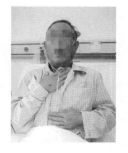

（李娜）

呼吸道护理篇

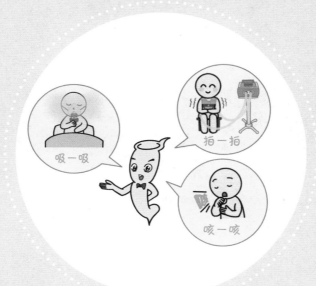

识别二维码
观看视频讲解

243. 呼吸道是如何工作的？

呼吸道包括鼻腔、咽、气管以及主支气管等。通常称鼻腔、咽、喉为上呼吸道，气管和主支气管、肺各级支气管为下呼吸道。

空气通过鼻腔、咽、喉、气管、支气管，到达肺，通过肺泡与血液进行气体交换。

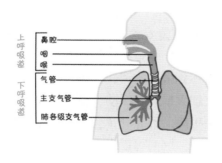

244. 血氧饱和度是什么？正常值是多少？血氧饱和度低怎么办？

血氧饱和度通俗来说就是血液中氧的浓度。血氧饱和度正常值为 95% ~ 100%，94% 以下则为供氧不足。吸氧即可升高血氧饱和度，此外半卧位、坐位也可一定程度上缓解缺氧，改善血氧饱和度。

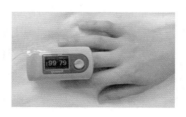

245. 正常的呼吸频率平均每分钟多少次？什么是异常呼吸？

成人平静状态下每分钟呼吸 12 ～ 20 次，呼吸过慢或过快、过深或过浅，都属于异常呼吸。

246. 什么是腹式呼吸？

大多数人，特别是女性，大都采用胸式呼吸，只是肋骨上下运动及胸部微微扩张，许多肺底部的肺泡没有经过彻底的扩张与收缩，得不到很好的锻炼。腹式呼吸法是最基础的一种呼吸方法，通过加大横膈膜活动、减少胸腔运动来完成。由于吸气时横膈膜会下降，因此肚子会膨胀，而非胸部膨胀。吐气时横膈膜将会上升，因而可以进行深度呼吸，吐出较多易停滞在肺底部的二氧化碳。

腹式呼吸的关键：无论是吸还是呼都要尽量达到"极限"量，即吸到不能再吸，呼到不能再呼为度；同理，腹部也要相应收缩与胀大到极点。要把这个体会好了，就能做好腹式呼吸。

247. 什么是肺部听诊？它的意义是什么？

肺部听诊通常在肺底部和肺顶部进行，肺的功能之所以可以被清楚地"听到"，是因为呼吸运动引起气流进出呼吸道，并产生湍流造成振动，经过肺和胸壁传到体表，借助听诊器听到声音。

正常人肺部听诊可听到 3 种呼吸音，包括支气管呼吸音、肺泡呼吸音和支气管肺泡呼吸音。肺部听诊非常重要，医生可以通过听诊判断术后患者的肺是否复张、肺内是否有痰等，以决定下一步治疗方案。

248. 什么情况下需要吸氧？吸氧需要注意些什么？

吸氧可以改善缺氧状态，食管癌手术是胸外科大手术，由于全身麻醉及开胸等原因，术后常规需要吸氧。

吸氧时要注意：①不同疾病需要的氧浓度和氧流量不同，不可随意调节；②氧气要经过湿化瓶湿化以减少对呼吸道黏膜刺激；③氧气属于助燃气体，吸氧室内严禁火源，以免发生危险。

249. 术后需要持续吸氧吗？氧流量越大越好吗？

胸部手术，一般手术当天需要持续低流量吸氧，也就是 1～3升/分钟。术后第一天，可根据血氧饱和度情况间断吸氧。吸氧并非氧流量越大越好，如果氧流量过大，吸入过多氧气可能会使得肺部细胞受损，从而引起一系列不适症状，如胸闷、气喘、头晕、头痛等。

250. 什么是鼻导管吸氧？什么是面罩吸氧？

鼻导管吸氧和面罩吸氧都是临床常用的吸氧方式。鼻导管吸氧是经鼻腔吸氧，比较简单、方便，不会影响进食、饮水，但对鼻黏膜刺激较大，而且有可能受呼吸、活动等的影响使氧浓度不固定。面罩吸氧是将口鼻处于相对封闭的环境，如果患者缺氧严重需要恒定的氧浓度，大手术后或者昏迷患者最好选择面罩吸氧，可以提供比较恒定的吸入氧气浓度，可以湿化氧气，对鼻黏膜的刺激比较小，但是对进食和饮水会有一定影响。

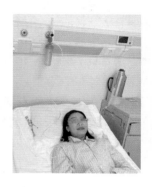 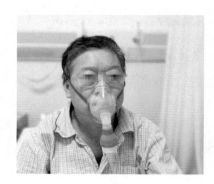

251. 什么是雾化吸入？雾化吸入的目的、方法及注意事项是什么？

雾化吸入是利用高速气流，使药液形成雾状，由呼吸道吸入，可稀化痰液，帮助祛痰，达到治疗呼吸道感染、消除炎症和水肿、解痉的目的。雾化吸入要口吸鼻呼，深呼吸、慢呼吸，使呼吸道充分吸收药液。

雾化吸入注意事项：①雾化前1小时禁食，防止吸入后的呛咳引起恶心、呕吐等不适；②雾化前清洁口腔、鼻咽部；③雾化时要半卧位或者坐位，避免平卧位，防止药液倾倒误入气道引起呛咳。

252.出现胸闷、气短、憋喘怎么办？哪些静脉药物可以缓解？

当患者出现胸闷、气短、憋喘等症状时，应马上停止活动，垫高床头，半卧位或坐位休息。居家期间有条件者可吸氧缓解缺氧症状，住院期间应立刻通知医务人员。氨茶碱、二羟丙茶碱等药物静脉给药可有效缓解憋喘症状，但要严格遵医嘱服用。

253.为什么术前要做呼吸道准备？

术前呼吸道准备包括戒烟、练习腹式呼吸、练习有效咳嗽咳痰等，术前做好呼吸道准备可有效预防术后肺部感染。

254.术前为什么要做肺功能锻炼？肺功能锻炼的方法有哪些？

良好的心肺功能是手术的必备条件，肺功能锻炼能改善肺通气、提高手术耐受力、减少术后并发症，改善远期生活质量。肺功能锻炼的方法有爬楼梯、腹式呼吸、使用呼吸训练器、有效咳嗽等。

255.术前为什么要戒烟？如何有效戒烟？

长期吸烟的人，气管黏膜会受到损害而形成很多分泌物，全身麻醉气管插管术后，分泌物会堵塞气管，导致肺不张或者造成肺部炎症，所以术前要戒烟。戒烟的有效方法：①提高认识，积极主动戒烟；②分散注意力，多做运动、听音乐等；③与共同戒烟的朋友多沟通、多交流，相互促进；④必要时可去戒烟门诊寻求专业帮助。

256.什么是呼吸训练器？为什么要使用呼吸训练器？

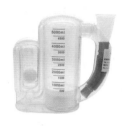

呼吸训练器是一种对呼吸功能进行锻炼的康复训练器械，由壳体、刻度线、指示球、移动滑块、伸缩管、咬嘴等主要配件组成。患者由于手术麻醉、手术创伤，术后呼吸道分泌物增多，手术切口疼痛影响呼吸肌，特别是肋间肌和膈肌活动，使呼吸功能下降，术后不能有效咳嗽咳痰，导致肺通气量下降，细支气管痉挛，容易出现肺不张、肺部感染等并发症。使用呼吸训练器可增强肺功能、改善呼吸通气功能、增加血氧饱和度、增加肺活量，可有效预防肺不张、肺部感染等术后并发症。

257.如何使用呼吸训练器？

取出呼吸训练器，将咬嘴、连接管与壳体连接，垂直摆放。含住咬嘴吸气，鼻子闭气，用嘴以深长而均匀的吸气使小球升到目标刻度后保持吸气状态，尽量保持 5 ～ 10 秒。待小球下降至底部后松开咬嘴，平静呼气。不断重复第 2 步、第 3 步进行呼吸训练，每次约 15 分钟，每日 4 次。训练过程注意保持身心放松，训练循序渐进，逐渐增强对锻炼的耐受能力。

258. 术后为什么要咳嗽、咳痰？

胸外科手术时会有空气进入胸腔，积压 肺部，把肺压瘪，破坏了胸腔本来的负压状 态，所以术后需要患者通过有效咳嗽使肺复 张，重建胸腔负压状态，预防肺不张。同时 全麻插管会刺激气管黏膜分泌痰液，所以术 后需要通过咳嗽将痰液咳出，不然可能会导 致肺部感染。

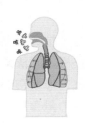

259. 术后咳嗽会影响切口愈合吗？

术后咳嗽一般不会影响切口愈合，但一些有颈部切口的 患者则需要注意，因为颈部皮肤、皮下组织相对薄弱，咳嗽时 会导致颈部切口张力过大而影响愈合，咳嗽时患者需用手按压 颈部切口，以减少切口张力。

260. 患者如何进行有效咳痰？

患者端坐位，身体前倾，先进行几次腹式呼吸，在最后 一次吸气后屏气几秒钟，然后腹部用力，胸腔、腹腔同时收 缩，打开声门，用爆发力连续咳嗽两声。切忌嗓子用力，这样 既不能达到咳出痰液的目的，还容易损伤声带。

261. 什么是背部叩击？背部叩击的手法及注意事项有哪些？

拍背可促使痰液松动，帮助患者排出痰液。方法是将手掌微曲成杯型，五指并拢，形成空心状，以手腕为支点，借助上臂力量有节奏地拍患者胸背部。注意力量不宜过大，避开切口，每个部位固定拍 30 秒左右，顺序为由外向内，由下向上，每侧肺至少拍 3 分钟，每日拍 2～3 次。应注意不要在饭后 1 小时内拍背，避免引起食物反流，造成误吸。患者有出血倾向时禁止叩背。

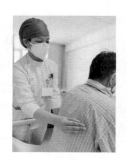

262. 术后切口疼痛不敢咳嗽、咳痰怎么办？

患者切口疼痛影响咳痰，可遵医嘱应用止痛药，疼痛缓解后咳嗽。咳嗽时患者用手按压颈部切口，可减少切口张力减轻疼痛，咳嗽时尽量放松心情。

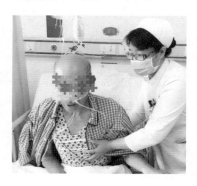

263.如何咳出深部黏稠痰液？

患者深部黏痰不易咳出时，可进行雾化吸入稀释痰液，利于痰液咳出，必要时也可给予机械排痰。

264.什么是机械排痰？

机械排痰是通过机械震动、定向叩击原理代替传统的人工背部叩击，震颤、定向挤推进行的体位引流，可将长期滞留于肺部或较深层积液经多方位震动、挤压并定向引液，使痰液排出体外。除此以外，还可以改善肺部血液循环，松弛呼吸肌，增强呼吸肌力产生咳嗽反射，有利于机体康复。食管癌术后可遵医嘱使用机械排痰。

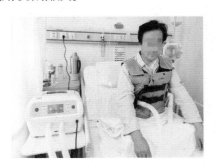

265.机械排痰有什么注意事项和禁忌证？

机械排痰的注意事项：①频率应小于 35 次 / 分，不宜震动过度；②每日使用 2～4 次，餐前 1～2 小时、餐后 2 小时使用，可治疗前 20 分钟雾化，治疗后 5～10 分钟拍背咳痰；③操作过程中若有不适请告知医护人员。

　　禁忌证：①局部皮肤破损、感染；②肺部、肋骨、脊柱肿瘤及血管畸形；③肺结核、肺脓肿、气胸、胸壁疾病；④凝血功能异常或患出血性疾病；⑤肺栓塞、咯血或者肺出血；⑥急性心肌梗死、血栓、心房颤动不能耐受震动。

266. 什么是舌后坠？

　　舌后坠通常是由于舌肌无力所导致。仰卧位状态下，由于重力作用会导致舌头堵塞住气道，严重时会导致呼吸困难，甚至窒息引起生命危险。

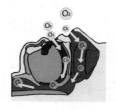 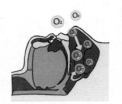

正常呼吸　　　　　　舌后坠

267. 什么是半卧位？目的是什么？

　　半卧位是将床头抬高 30 ～ 45 度角，使患者半卧半坐于床上。半卧位可使膈肌下降，胸腔扩大，肺活量增加，有利于呼吸，使呼吸困难得到改善。有利于胸腔、腹腔引流，使感染局限。减轻腹部切口张力，减轻疼痛，有利于切口愈合。

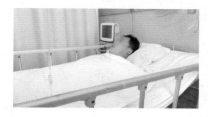

268. 什么情况下需要吸痰？吸痰需要注意些什么？

　　吸痰适用于年老体弱、危重、昏迷、麻醉未清醒等各种原因引起的不能咳嗽、排痰的患者。由于吸痰本身对患者是一种刺激，神志清醒的患者通常不愿意吸痰，而昏迷患者的家属也认为吸痰特别痛苦。获得患者及家属的配合一定程度上会减轻吸痰所带来的不适。

　　吸痰前，护士会给予短暂高流量氧气吸入。吸痰时患者头部尽量保持不动，以免影响吸痰效果。吸痰时如有不适，可举手告知医护人员。吸痰时可尽量咳嗽，将痰液送入大气道，方便吸出。

269. 什么是气管切开术？

　　气管切开术是将颈段气管切开后置入特制的气管套管，形成人工通气，从而保持呼吸道通畅。有时由于食管癌病灶位置较高，手术为了尽量将病灶切除干净，无法保留咽喉，也会给患者做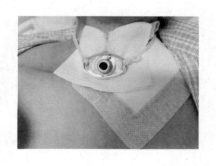人工气道。人工气道与气管切开从外观上看差别不大，患者都是通过颈部管道进行呼吸。

270. 气管切开后应该注意些什么？

　　气管切开后要注意：①保持套管通畅，有痰液及时咳出；

②住院期间护士会每日定时清洗内管，如返家后需长期佩戴，应学会如何自己取戴套管和清洗消毒；③保持呼吸道通畅，室内保持适当温度（22 摄氏度左右）和湿度（相对湿度 90%以上），可备加湿器；④防止切口感染，注意无菌操作，勤洗手；⑤防止外管脱出，要经常注意套管是否在气管内，避免套管脱出，可用寸带固定套管，系于颈后，松紧适宜，居家长期佩戴者，可使用丝巾遮挡。

271. 气管切开后如何吸氧？

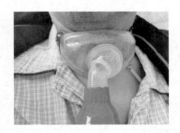

气管切开患者一般需要使用鼻导管或气切专用面罩通过气管切口处进行吸氧。如果气管切开患者感到明显胸闷、呼吸困难，还可以用呼吸机进行治疗。

272. 什么是有创呼吸机？患者什么情况下需要"上呼吸机"？

有创呼吸机属于呼吸机的一种，通常是指通过建立人工气道（经鼻或经口气管插管、气管切开）进行的正压机械通气方式。适用于当自主呼吸不能满足正常生理需要时，用来支持人体呼吸。如心肺脑复苏的呼吸支持；各种原因导致的急性呼吸功能不全或氧合功能障碍，术中、术后呼吸支持；其他需要呼吸机治疗者。

273.花卉、花粉对呼吸道有影响吗？

在探视呼吸道疾病，过敏性疾病，烧伤、外伤、刚动过手术等有伤口或免疫力低下的患者时，请不要携带鲜花。藏在鲜花美丽外表下的细菌会乘虚而入，使患者发生切口感染、肺部感染、尿道感染等并发症，加重病情。另外，对花粉过敏的患者，如哮喘患者也不宜在房中放置鲜花。

（崔红红）

疼痛管理篇

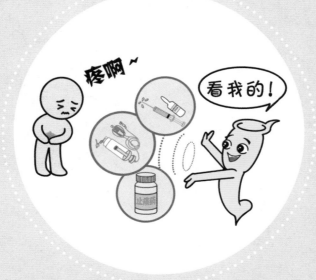

274. 什么是疼痛？

疼痛是一种与实际或潜在的组织损伤相关的不愉快的感觉和情绪情感体验，或与此相似的经历。疼痛始终是一种主观体验，同时又不同程度地受到生物学、心理学以及社会环境等多方面因素的影响。疼痛通常是一种适应性和保护性感受，但疼痛同时也可对身体机能、心理健康和社会功能产生不利影响。

275. 影响疼痛的因素有哪些？

影响食管癌患者术后出现疼痛的因素主要有以下几种。①管路刺激：大多食管癌患者手术结束后会留置引流管，长时间管路刺激会使患者产生不同程度的痛感，管路拔除后患者的痛感会相应减轻；②手术方式及部位：胸外科术后患者由于肋间神经损伤，会有较强痛感。通常手术越复杂、切口越大，痛感会越强烈。

276. 做完手术后有哪些镇痛方式？

患者术后镇痛一般使用自控型镇痛泵，持续少量匀速静脉泵入镇痛药，当疼痛加剧时，可按一次加大剂量按钮，设置一定时间内（一般为15分钟）只可加大一次剂量，故短时间重复按无效，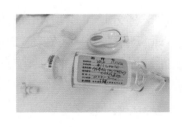或术中留置位于腹部伤口的留置针，疼痛时医生会经留置针局部给予镇痛药。除此之外，医生会根据患者病情使用静脉药物、口服药物或注射用镇痛药等。

277. 疼痛是否会影响恢复？对身体有哪些影响？

患者可能会因为惧怕疼痛或痛感加重而不敢咳嗽和活动，最直接的影响是由于不敢咳嗽而导致痰液无法及时排出，会有肺部感染及肺不张的风险。长期慢性疼痛也有可能导致患者肢体活动障碍，降低生活质量，所以应积极镇痛，促进恢复。疼痛也会影响患者夜间休息，所以不主张患者忍痛，疼痛剧烈无法忍受应及时告知医护人员。

278. 疼痛一般会持续多久？

根据患者的病情和耐受程度不同，疼痛持续时间也不尽相同。通常情况下多数患者会在管路拔除后痛感降低，但并不一定会没有痛感。神经的恢复往往需要较长时间。

279. 疼痛是否可以预知？

部分是可以预知的。疼痛多出现在患者咳嗽、活动后，或活动后加重，可在咳嗽时按压切口两侧以减轻切口张力，在活动时保护管路避免牵拉，可以在一定程度上缓解痛感。

280. 疼痛的程度与手术复杂程度或切口大小有关吗？

有关。通常情况下，手术越复杂，随着手术时长增加，创伤越大，患者术后疼痛也会进一步加重。不过患者也不必担心，现在有多种镇痛方式可以帮助缓解疼痛。

281. 如何向医生描述疼痛？

疼痛的描述是多维的，其核心问题是疼痛程度。一个简单的办法是，患者可以通过疼痛是否影响睡眠来间接判断疼痛程度。一般来讲，疼痛不影响睡眠为轻度疼痛；影响到睡眠，但还可以入睡的为中度疼痛；使人彻夜难眠的属于重度疼痛。"疼痛性质"则是指疼痛是什么样的，包括酸痛、胀痛、针刺样痛、牵拉样痛等，特别要注意疼痛有没有烧灼样、电击样、反射样这几种性质。

282. 医生和护士如何得知患者疼痛的程度？

医护人员会对术后患者进行多种方式的疼痛评估，包括是否疼痛、疼痛级别等。根据患者得分来判断是否需要干预，用何种方式干预等。评估量表如下图。

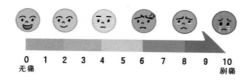

283. 患者做完手术刚回到病房，可以用镇痛药吗？

患者手术完毕回到病房时，医生会判断患者是否完全清醒，在完全清醒且携带自控型止疼泵的情况下，可使用自控型止疼泵。若未完全清醒，医生可能会暂缓使用镇痛药物，因为镇痛药物可能会引起呼吸抑制。

284. 如何操作镇痛泵？由谁操作？

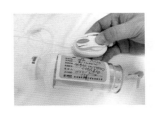

镇痛泵又名自控型镇痛泵。患者佩戴静脉自控型镇痛泵，在开放状态下持续小剂量匀速向静脉泵入镇痛药物，按压控制器可短时间将大剂量镇痛药物泵入体内，从而达到止痛目的，短时间不可重复按压追加药物，因镇痛泵自身设置重复按压无效。镇痛泵可由患者自行控制，也可由家属协助操作。

285. 什么情况下可以按压镇痛泵给药按钮？

当镇痛泵处于开放状态持续镇痛但依然有痛感时，可选择按压镇痛泵以加大短时间内药物泵入剂量。当痛感加重时同样也可按压。

286. 频繁按压镇痛泵给药按钮，药物会过量吗？

严格遵守使用方法正确使用镇痛泵，不会造成药物过量。通常麻醉医生在配置镇痛泵时会设置一个锁定时间，在锁定时间内，连续按压追加药物无效，所以不用担心因频繁按压镇痛泵造成药物过量。

287.按压镇痛泵后，镇痛药会马上起作用吗？

按压镇痛泵后一般 10 ～ 15 分钟会起作用，但根据个体对疼痛耐受程度不同，如果按压之后 15 分钟左右疼痛未缓解，可以再次按压，如果疼痛仍未得到缓解，可告知医护人员解决。

288.担心镇痛泵内药物会过早用完，不疼的时候可否关闭镇痛泵？

不主张。镇痛泵里的镇痛药物一般有效期为 72 小时，时间过长药物有失效的可能，用完后可选择其他镇痛方案，所以不主张节省使用。

289.镇痛泵用完可否更换或者加药？

不可以。镇痛泵是由麻醉科根据不同患者的身体条件配置的，是一次性使用装置，用完后不能加药。使用完毕后可以选择其他镇痛方式，如口服、静脉注射或肌内注射药物等，同样也可以达到镇痛目的。

290.使用镇痛泵后出现头晕呕吐等不良反应，能否继续使用？

当使用镇痛泵出现不良反应时，可先暂停使用，待症状消失或出现疼痛时，再继续使用。若不良反应和疼痛同时存在，可先暂停使用镇痛泵，遵医嘱应用其他镇痛药物。

291. 为什么手术刚结束时不疼，越恢复反而越疼？

随着麻醉药物在体内代谢完毕，患者可能觉得痛感加重。手术后患者卧床，随着恢复可下床活动，活动引起的管路牵拉也可加重痛感。

292. 口服镇痛药物有哪些注意事项？

不宜在空腹时口服或者鼻饲镇痛药物，因多数镇痛药物会产生胃肠道刺激症状，所以建议在餐后或者鼻饲营养液后口服或鼻饲镇痛药物，以免刺激胃肠道引起不适。

293. 镇痛药有哪些不良反应？会不会影响切口愈合？

镇痛药物的不良反应主要有头晕、头痛、恶心、呕吐、便秘、眩晕、体位性低血压等，目前并没有足够证据表明应用镇痛药物会影响切口愈合，所以应积极、科学镇痛。

294. 有没有方法可以缓解镇痛药物的不良反应？

镇痛药物可能会有恶心、呕吐、便秘等不良反应。医护人员会根据患者出现的不良反应采取相应措施，如应用止吐药物、缓泻药物等缓解镇痛药的不良反应。

295. 用完镇痛药物后多久会起作用？药效可以维持多久？

一般静脉和肌注药物在 15 分钟左右起效，口服或鼻饲药物在 30 分钟左右起效。根据药物种类、给药方式不同以及患者个体差异，起效时间也会存在一定偏差。临床患者机体差异造成药物代谢速率、疼痛的耐受性不同，药效维持时间也不尽相同。

296. 经常使用镇痛药物会不会成瘾？

药物成瘾是一种精神依赖，指患者渴望用药后的欣快感，需要药物缓解精神紧张和情绪障碍。药物成瘾主要出现在滥用药物人群中，该情况在使用药物治疗持续性疼痛的患者中很少出现。医护人员会根据患者病情、疼痛评分来调整镇痛药类型、剂量、用药途径以及时间安排，以达到治疗效能最大化、不良反应最小化，所以不必担心药物成瘾。患者不必有这种担心，应该积极告知医护人员疼痛的感觉，主动镇痛，以免影响咳嗽和睡眠。

297. 镇痛药是否有"耐药性"，会不会越用越多？

药物耐受是指在连续多次用药后机体对药物的反应性降低，要达到与原来相等的药效，必须增加药物的使用剂量。对于采用镇痛药治疗疼痛的患者，药物使用量可能数年保持不变，因此一般不存在出现"耐药性"问题。

298.镇痛药是否会影响记忆力？

滥用镇痛药物会对患者认知、记忆力存在一定影响，所以应严格遵医嘱或按照说明书使用，不可擅自更改药量。

299.除了使用药物，还有哪些方法可以缓解疼痛？

除了应用药物镇痛外，还有一些非药物性干预措施，如心理疗法和健康教育。心理疗法主要包括音乐疗法、渐进性放松、深呼吸、转移注意力等，健康教育主要是指导患者改变对疼痛的错误观念，减轻对疼痛的恐惧并积极配合治疗，确保疼痛干预措施达到最佳效果。另外，一些体位，如保持半卧位可减轻切口张力，咳嗽、活动时按压保护切口，避免牵拉管路等同样可以缓解痛感。

300.什么是自我疼痛管理？方法有哪些？

住院期间医护人员会帮助患者管理疼痛，自我疼痛管理是患者在应对疼痛的过程中发展起来的一种管理疼痛、治疗疼痛以及做出改变的能力。最主要的方法是掌握自控型止疼泵的使用，并积极配合医护人员进行疼痛评估。

301.轻微疼痛是否可以不予处理？

不主张忍痛，轻微疼痛时少量镇痛药物即可达到较好镇痛效果，待到中重度疼痛时同等剂量甚至加倍剂量的药物也难以达到相同的镇痛效果。所以不主张忍痛，轻微疼痛时也建议处理。

302. 疼痛加剧是否意味着病情恶化？

疼痛加剧和病情变化有一定相关性，严重且难以缓解的疼痛会对呼吸、心血管、胃肠道、免疫、神经和肌肉骨骼等系统造成不良后果，并可能造成长期疼痛，降低患者生活质量。但并不是所有的疼痛加剧都意味着病情恶化，如疼痛加剧可以及时通知医生，并对症处理。

303. 说出疼痛是否会给医护人员增加负担或分散医生治疗的注意力？

说出疼痛并不会给医护人员增加负担或分散医生治疗的注意力。在临床环境中，疼痛已被列为继体温、呼吸、脉搏、血压之后的第五大生命体征。对疼痛研究也越来越被重视，部分家属或患者认为好的患者不应该抱怨疼痛，但倾诉疼痛并不会被医护人员解读为一种抱怨；相反地，医护人员鼓励患者说出疼痛。

（刘娜）

血栓预防篇

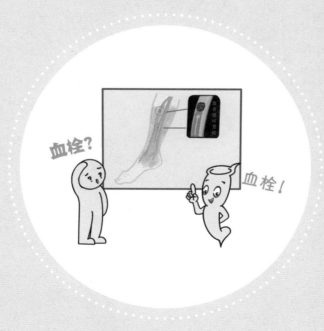

304. 血栓是什么？

血液在血管内非正常状态聚集和凝结进而形成血栓，简单来讲，一条畅通无阻的血管公路发生了一场令人反感的堵车，形成血栓之后，危及生命并非危言耸听，血栓有可能脱落，脱落的栓子四处游走，一旦停留在血液的主干道则会危及生命。

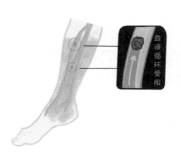

305. 血栓是怎样形成的？

血栓形成的原因，通常与血液流动速度减慢、血管内皮损伤和血液黏稠度增加有关。这些原因使血液在血管内非正常状态聚集和凝结，进而形成血栓。

306. 为什么手术后容易发生血栓？

可能与患者手术后出现应激反应，血小板明显增多，血小板聚集过多有关系；与患者手术后卧床时间较长，活动减少导致局部血流缓慢有关；与患者手术期间，全身血液处于高凝状态，血液黏稠度增加有关。

307. 发生血栓后有什么症状？

血栓形成后会堵塞静脉，影响血液回流。如发生在下肢浅静脉，表现为疼痛、局部软组织发红、发热。如发生在深静脉，表现为下肢肿胀、皮温升高、局部压痛。如发生在动脉，表现为肢体苍白、冰冷疼痛、感觉麻木。

308.血栓会自己消除吗？

血栓不会自己消除，但是可以机化，机化就是使血栓和血管壁牢固地黏着，不再有脱落的风险。机化一般在血栓形成后1～2天开始，较大的血栓一般在2周左右可以形成完全机化。

309.有了血栓以后，会不会影响术后恢复？

血栓会对术后恢复造成一定影响，当下肢出现血栓时，为了避免腿部血栓栓子脱落进入肺动脉引起肺栓塞，通常会采取卧床制动、使用抗凝药物等方法治疗。

310.手术后，血栓的前兆有哪些？

可表现为突发性下肢疼痛、肿胀。肌间静脉血栓不一定会导致小腿明显肿胀，但会导致患者小腿肌肉活动后出现疼痛。因此，术后应随时关注下肢疼痛肿胀情况。

311.如何预防血栓形成？

在患者病情允许的情况下，要尽早下床活动。如不便下床，要在床上活动双下肢。通过活动下肢，挤压下肢静脉，促进血液回流，可降低血栓形成的风险，也可以穿弹力袜，弹力袜具有一定的压力阶差，在不同部位具有不同压力，同样可以达到促进静脉回流的目的。同时，也可以遵医嘱使用抗血栓药物进行治疗。

312. 术后为什么要尽早下床活动？

首先防止静脉血栓。因为躺在床上不动，血流速度缓慢，特别是下肢，容易导致静脉血栓形成。其次，有利于肠蠕动的恢复，早期的功能锻炼，利于术后恢复。

313. 血栓一般会在术后多久发生？

手术过程中和手术后前 3 天最容易形成血栓，因为手术过程中患者躺在手术台上不动，术后前两天活动较少，静脉回流速度减慢，容易导致下肢血液淤积在静脉内，时间长了会引起深静脉血栓，这时如果下床活动，血栓脱落随着血流在身体内移动，容易阻塞血管，造成严重并发症。

314. 什么是抗血栓弹力袜？

抗血栓弹力袜属于医用弹力袜，不是普通的有弹力的袜子（以下简称弹力袜）。这种袜子里面含有弹性的橡胶，通过从踝部到大腿不同的压力梯度（踝部压力最大、最紧，顺着腿部向上递减，大腿部位压力最小、最松），促进下肢静脉血液回流到心脏。

315. 抗血栓弹力袜的作用是什么？

弹力袜可以帮助并促进患者静脉血液回流，减少下肢血流瘀滞，在脚踝部建立最高支撑压力，顺着腿部向上逐渐递减。在腓肠肌（小腿肚）减到最大压力值的 70% ～ 90%，在大腿处减到最大压力值的 25% ～ 45%。压力的这种递减变化可促使下肢静脉血回流，有效地缓解或改善下肢静脉和静脉瓣膜所承受的压力，使静脉功能不全的临床症状得到明显改善。

316. 如何选择抗血栓弹力袜？

选购弹力袜以前，需要测量 3 个数值：脚踝的直径、小腿最大直径（小腿肚最粗的地方）、腿的长度，然后选择相应的尺寸。否则太小会勒得不舒服，太大会没有效果。

317. 抗血栓弹力袜一级和二级有什么区别？

一级弹力袜：主要用于预防腿部有沉重感、疲劳感，静脉曲张、血栓形成和栓塞及预防经济舱综合征，并可用于治疗妊娠期轻度水肿及轻度静脉曲张。

二级弹力袜：适用于有明显静脉曲张、浅静脉炎或伴有深静脉瓣膜功能不全的患者，也适用于治疗后静脉溃疡愈合的患者。

318. 抗血栓弹力袜晚上睡觉能穿吗？

晚上睡觉的时候可以穿，但是没必要穿。平躺状态下静脉回流负荷很小，没有穿弹力袜的必要。

319. 抗血栓弹力袜长款好还是短款好？

要根据疾病部位选择，如果仅小腿有静脉曲张就选择较短的，如果是大腿和小腿都有就选择较长的。

320. 弹力袜一天穿多长时间？

一般一天穿 8 ～ 10 小时就可以起到作用，夜间睡觉时可脱下。

321. 抗血栓弹力袜的禁忌证有哪些？

下肢动脉粥样硬化闭塞症患者不能穿弹力袜，否则可能会加重下肢缺血症状，严重可导致肢体缺血坏死。皮肤急性炎症期或溃疡活动期不能穿弹力袜，否则会加重病情。

322. 抗血栓弹力袜可以洗吗？

可以洗，水温以 40 摄氏度以下为宜，勿使用消毒液，轻柔手洗最佳，晾在通风阴凉处即可。

323. 穿抗血栓弹力袜的注意事项是什么？

穿袜前，腿部皮肤要保持干燥，将指甲修剪平整，防止勾挂脱丝，干燥季节要预防脚后跟皲裂，避免刮伤袜子；穿弹力袜时一定要把袜跟置于正确的位置，必须保证弹力袜平整无褶皱。

324. 运动用的护腿可以当抗血栓弹力袜用吗？

不可以。护腿的主要作用是增加关节稳定性，只起到保护膝关节的作用，它没有弹力梯度，不能促进血液回流，所以不能当弹力袜使用。

325. 穿脱弹力袜的方法是什么？

穿：先将弹力袜翻转以致露出袜跟，将脚深入贴合袜体随后翻转上拉贴平，注意袜跟部位要尽量贴合，不要硬挤进去，要配合撑开进入，防止穿着无效。

脱：脱弹力袜时手指抓住弹力袜的内外侧，将弹力袜外翻，顺腿脱下，不可用力拉扯，动作要轻柔，避免损坏弹力袜。

326. 抗血栓弹力袜是否可以瘦腿？

不能。弹力袜可以促进腿部静脉血液和淋巴液回流，组织间隙液体潴留少了，小腿暂时看起来会细了，但袜子脱掉后，小腿的粗细又会恢复到原来的样子。弹力袜没有燃烧脂肪等功能，所以不要期待通过它来减肥瘦腿。

327.抗血栓弹力袜有效期是多久？

因为弹力袜中含有橡胶成分，而橡胶容易老化，造成弹力梯度下降，所以不管穿着频率怎么样，建议半年更换一双，最长不能超过一年。

（康然）

静脉治疗篇

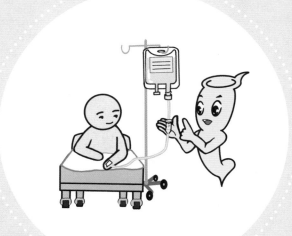

328. 静脉输液时液体能加热吗？

在静脉输液过程中液体是否需要加热取决于实际的环境温度以及药物性质。正常室温下静脉输液是不需要加热的，尤其是抗生素及化疗药物，加热会改变药物性质，影响治疗。如果静脉输液液体需要加热，护士会根据实际情况按照温度需要进行加热，患者不要在静脉输液过程中自行加热。

329. 输液过程中为什么不能自己调节滴速？

护士会调节好静脉输液滴速，患者不能自行调节。静脉输液滴速是根据患者的病情、年龄、药物的性质、输液的总量及输液的目的等多方面综合考虑后设定的输液速度。个别药物会根据其特性有特殊的要求，如甘露醇在用于脱水作用时需要快速滴注；氨基酸脂肪乳类则需要慢滴；部分静脉输液的药物很微量的变化就会引起严重反应，有的甚至会有生命危险。自行调节滴速会为患者带来以下隐患：心肺功能异常、静脉炎、影响药物疗效、过敏反应、肾功能损害、代谢异常等。

330. 静脉炎有哪些症状？

静脉炎是指静脉血管的炎症，临床表现为疼痛或触痛、红斑、肿胀、硬化、化脓或可触及的静脉条索状形成，是临床常见的一种静脉治疗并发症。

331. 发生外周静脉炎后如何处理？

患者感到输液处不适应立即告知护士，由护士判断是否发生静脉炎并遵医嘱处理。必要时停止输液，拔除静脉导管，处理方法如下：①局部热敷 20 分钟，每日 3 ～ 4 次（细菌性静脉炎禁热敷：有脓性分泌物）；②使用治疗性敷料，水胶体敷料覆盖红肿区域，待自然脱落或 2 ～ 3 天更换；③土豆片贴敷，将土豆削成薄片，贴于静脉炎处，每日可多次更换；④中药外敷。

332. 什么是输液泵？

输液泵是一种能够准确控制输液滴数或输液流速，保证药物能够速度均匀、药量准确、安全进入患者体内发挥作用，且有空气报警功能的一种智能化输液装置。输液泵作用于输液导管达到控制输液速度的目的，输液速度不受压力和操作者影响，输注准确可靠，有助于提高输注的准确性、安全性。

333. 使用输液泵时有哪些注意事项？

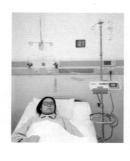

使用输液泵进行静脉治疗时，患者需要注意以下几点：①切勿调整参数，使用输液泵的药物对剂量和速度有严格的要求，务必由医务人员来进行调整；②在使用输液泵过程中如出现心慌、出汗、低血糖、头晕、乏力、低血压等不适症状，及时通知医护人员；③活动时

确认输液泵是否有蓄电池功能以供离开电源正常工作，如活动后回到床旁及时连接电源；④在使用输液泵过程中注意用电安全；⑤当输液泵报警时及时通知护士。

334.化疗过程中的注意事项有哪些？

确定化疗方案后与医生沟通治疗方案是否需要留置中心静脉导管。使用中心静脉导管化疗期间务必定期维护，妥善保护管路，保证化疗正常进行。在进行化疗时切勿调节输液滴速。通过外周静脉进行化疗时，如穿刺点有疼痛、肿胀，需要及时通知护士，早期识别静脉炎及药物外渗情况。知悉医务人员针对化疗相关的健康宣教，有利于识别早期不良反应并及时处理。

335.为什么有的化疗药物需要选择中心静脉导管？

化疗期间如使用腐蚀性药物或者强刺激性药物时，应选择中心静脉导管，腐蚀性药物在外周静脉发生药物外渗后可引起局部组织坏死及严重的静脉炎。强刺激性药物外渗后，可引起局部组织灼伤或轻度炎性反应以及穿刺点及输注血管疼痛，不仅增加患者痛苦而且影响化疗的正常进行。因此，当使用以上药物时，应选择中心静脉导管以避免发生损伤。

336.静脉治疗药物外渗后是冷敷还是热敷？

当发生药物外渗后，冷敷、热敷的目的是减少组织肿胀，降低受损组织的代谢水平，降低组织损伤，冷敷或者热敷取决于外渗药物的性质及并发症的严重程度。

以下药物外渗建议冷敷：①烷化类抗肿瘤药物；②蒽环类药物；③紫杉烷类；④电解质类；⑤造影剂类；⑥静脉营养类；⑦抗代谢类肿瘤药物；⑧抗生素类；⑨其他：利尿剂、异丙嗪等。

以下药物外渗建议热敷：生物碱类、利铂类、血管收缩类。具体情况应遵医嘱。

337. 静脉治疗药物外渗后冷敷、热敷的注意事项有哪些？

冷敷水温：4 摄氏度；热敷水温：40～60 摄氏度。

冷敷、热敷的方法：将药物直接浸湿无菌纱布至不滴水，直接湿敷。

冷敷、热敷的时间：24～48 小时。

持续冷敷、热敷：每 2～3 小时更换。

间断冷敷、热敷：20～30 分钟/次，4～6 次/天，适用于老人。

338. 什么是静脉营养治疗？

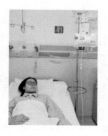

通过静脉输入营养液给予机体所必需的营养物质，包括氨基酸、脂肪、碳水化合物、各种维生素、电解质及微量元素的一种营养支持的方法，又称肠外营养。

339. 什么情况下需要进行静脉营养治疗？

当从胃肠道摄取的营养物不能满足自身代谢需求时，就需要进行静脉营养治疗。

340. 静脉营养治疗中的注意事项有哪些？

在静脉营养治疗过程中，患者不能自行调节输注滴速；当静脉营养经套管针输注过程中如果有穿刺点红、肿、热、痛等静脉炎表现，患者需要及时通知护士拔除留置针。当静脉营养经中心静脉导管输液时，需要保持中心静脉穿刺部位无菌。如果有贴膜卷边、渗液或者红肿，及时通知护士。在进行静脉营养治疗的过程中需要定期进行生化指标及电解质的血液化验，以及时发现水电解质失衡。

341. 静脉输血治疗的种类及目的有哪些？

静脉输血是将血液通过静脉输注的一种治疗方法，常用于失血、液体丢失所致的血容量减少或休克、贫血、凝血功能障碍、低蛋白血症等。

常见的种类：全血细胞用于补充血容量；红细胞、去白细胞、红细胞用于纠正贫血；血浆、血小板用于改善凝血功能；人血白蛋白用于维持血浆胶体渗透压，减轻组织渗出及水肿。

342. 静脉滴注抗菌药物有哪些注意事项?

如果既往有抗菌药物过敏史应充分告知医务人员,有的抗菌药物在使用前会做皮试,判断是否会过敏,在等待皮试结果时(通常为 15 ～ 20 分钟)不能私自离开病房,以免发生过敏反应;在静脉输注抗菌药物过程中切勿自行调节输液滴速,不同抗菌药物有不同的输注时间要求,护士会调整好滴速;在输注抗菌药物过程中如果有不舒服,需要及时通知医务人员。

343. 什么是静脉留置针?

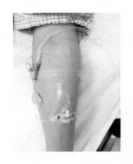

静脉留置针俗称套管针,是由不锈钢芯、软的外套管及塑料针座组成。穿刺时将外套管和针芯一起刺入血管、当套管送入血管后,抽出针芯,仅将柔软的外套管留在血管中进行输液的一种输液工具。在使用留置针期间可以活动穿刺一侧肢体,输液完毕后生理盐水封管留置,再次输液时只需消毒后连接就可以反复使用。

344. 静脉留置针的管路中为什么会有回血?

静脉输液完毕后,护士会进行冲管及封管,封管后会夹闭封管夹,当患者活动后尤其是用力活动后,由于压力原因会有一部分的血液进入导管,属于正常现象,不要自行挤压管内的回血。当

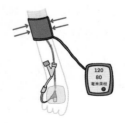

然，为减少回血，使用留置针的肢体尽量不要用力撑床或活动。

345.静脉留置针能留置多久？

一般情况下，静脉留置针的使用时限是 72 ～ 96 小时，但是实际的使用情况要根据穿刺的部位、输注的药物以及患者外周血管条件综合决定。

346.使用静脉留置针有哪些注意事项？

在使用静脉留置针的过程中患者需要注意以下几点。①输液中保护管路，不要压迫置管一侧肢体；②保持输液畅通，如厕、检查及活动时置管部位要低于液体部位，同时避免牵拉输液管路；③保持敷料清洁干燥，如有潮湿、卷边、渗血、渗液及时通知护士；④置管一侧肢体避免剧烈活动、用力过度或提重物；⑤留置期间可以洗澡，可以在洗澡时将置管部位及周围用保鲜膜包裹好，禁止泡澡，如穿刺点进水及时通知护士；⑥更衣及活动时注意保护管路。

347.使用静脉留置针输液过程中需要观察什么？

在使用留置针进行静脉输液治疗过程中，需要观察穿刺点有无红、肿、痛及药物或血液外渗。除此之外，还需要观察留置针固定情况，如贴膜是否卷边、潮湿松动，穿刺点是否已经裸露在外，出现以上情况需要及时通知护士，必要时拔除留置针。

348.使用静脉留置针输注抗肿瘤药物时有哪些注意事项？

当使用外周静脉进行抗肿瘤药物即化疗时，留置针当天穿刺输注完毕后当天拔除，不做留置使用；在化疗药物输注过程中，护士会定时检查回血以确保套管针在血管内；如在输注过程中出现疼痛、肿胀及药物外渗时，立即夹闭输液管并通知护士处理。

349.静脉输液完毕后护士最后推注的液体是什么？

在输液完毕后，无论是外周静脉还是中心静脉，护士会进行冲管及封管。冲管即将静脉通路内的药物冲进血管中，封管即正压封管，可有效地减少各种原因引起的回血现象，使体内血液无法向套管腔内回溢，可减少堵管，延长留置时间。一般冲管的液体为 0.9% 氯化钠溶液即生理盐水或者是肝素钠封管液。

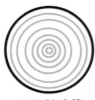

不间断冲管

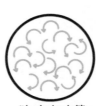

脉冲式冲管，正压封管

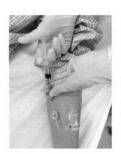

350. 为什么尽量避免下肢静脉留置针穿刺？

由于静脉瓣膜、远心端及重力作用，下肢静脉血液回流速度慢，静脉穿刺会增加栓塞及静脉炎风险，尤其当输注化疗药物、电解质等。另外，下肢进行留置针穿刺后会影响下肢肢体活动，尤其是手术后的患者，同时增加栓塞风险。因此，尽量避免进行下肢静脉留置针穿刺；如果实在需要在下肢进行静脉留置针穿刺时，要当日进行拔除。

351. 什么是中心静脉导管？

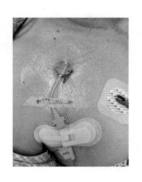

中心静脉导管即放置在人体大静脉中的一种管路，常放置的大静脉有锁骨下静脉、股静脉、颈内静脉等，分为多种型号，包括有单腔、双腔、三腔的中心静脉导管等。临床上急诊科、重症病房、麻醉科、血透室等科室的患者比较常用，用途较多，可用于测量中心静脉压、评估补液量。对于营养不良患者，可以作为长期肠外营养给予途径，大型手术且出血量比较多时，可以通过中心静脉导管，大量快速地静脉输液来维持血压。

352. 中心静脉导管有什么优点？

中心静脉导管可直接进入上腔静脉，此处血管较粗且血流量大，可迅速降低液体渗透压或化疗药物造成的局部组织疼痛、坏死、静脉炎等。早期置管患者在化疗过程中基本不会出现静脉损伤，确保化疗过程中能有良好的静脉通道，顺利完成化疗。

适用于危重症患者测量中心静脉压，用以评估循环生理参数以及体液是否平衡。可以进行大量、快速静脉输液，常出现在失血量可能较大的手术，或者是急救时维持血压。也可作为长期肠外营养、长期抗生素注射、长期止痛药注射的给药途径。

353. 可以通过中心静脉导管抽血、输血吗？

不推荐常规使用中心静脉导管进行血标本采集，只有当患者在外周静脉无穿刺可能的情况下或需要进行相关感染抽血诊断时，才使用中心静脉导管进行采血。在经中心静脉导管采血后需要严格执行标准进行冲管。中心静脉导管可以进行输血，但是要综合考虑患者的病情及输血要求，在输血完毕后需严格执行标准进行冲管，并更换输液接头。

354. 做CT时可以使用中心静脉导管吗？

做 CT 时使用的是高压注射器，因此只有中心静脉导管为耐高压材质时才可以使用，否则会引起导管的破裂。

355. 使用中心静脉导管有哪些注意事项？

保持穿刺点周围清洁干燥，不要擅自撕下敷料，敷料有卷曲、松动及潮湿时需及时更换，避免穿刺点及导管污染。需要定期维护。要注意中心静脉导管体外留置长度，在活动、穿衣及翻身时注意保护，防止管路脱出。出现以下情况，立即通知医护人员：体温＞ 38 摄氏度；穿刺点红肿、渗液、渗血、有分泌物；置管一侧肢体肿胀；导管外移、脱出或断裂。

356. 留置针或者中心静脉尾端连接的"小尾巴"是什么？

"小尾巴"即输液接头，是输液器、输血器与中心静脉导管或留置针的一种输液管路附加装置，也就是我们看到的留置针或中心静脉导管尾端的白色、蓝色或者透明颜色的"小尾巴"。它的独特设计避免了针头反复穿刺，只需要消毒后直接螺旋连接，降低了针刺伤风险；特殊的构造也大大降低导管发生血栓及感染的概率；输液接头经消毒后即可反复连接使用，简单方便。在留置静脉通路时，不能私自旋拧输液接头，在穿脱衣服时注意保护，避免接头脱落引起感染及出血。

357. 中心静脉导管多长时间需要换药？

中心静脉导管使用无菌透明敷料时，每 5 ～ 7 天更换 1 次，更换时对导管进行冲洗及封管；当使用无菌纱布敷料时，每 2 天更换 1 次；当出现渗血、出汗等导致敷料潮湿松动时，需要及时更换。

358. 哪些中心静脉导管可以带管回家？

经皮肤中心静脉穿刺的中心静脉导管不适宜带管回家，

因穿刺点在中心静脉，风险较大；经外周静脉穿刺的中心静脉导管（PICC）及植入式中心静脉导管（输液港）可以带管回家。

359. 什么是 PICC？

PICC 即经外周静脉穿刺后，经外周静脉置入中心静脉导管，导管直达靠近心脏的大静脉。化疗时可以避免化疗药物与手臂静脉直接接触，并且大静脉的血流速度很快，可以迅速稀释化疗药物，减少药物对血管的刺激。

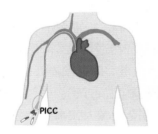 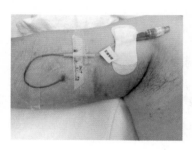

360. PICC 的适用范围是哪些？

静脉输液时间大于 7 天的中长期静脉治疗患者；输注腐蚀性药物，如肠外营养、化疗药等；外周静脉通路建立困难的患者；早产儿等。

361. PICC 能留置多长时间？

PICC 根据不同的材质可以留置三个月至半年，具体留置时间还要综合考虑导管的情况，如是否存在血栓及感染的情况。

362. PICC 置管后一侧手臂如何进行功能锻炼？

置管后的手臂活动方法：置管 24 小时后，做握拳运动，可以使用握力器、弹力球握拳活动，200～300 次/天或者早、中、晚握拳运动各 100 次，可以弯曲、伸展但要避免活动过度。长期坚持，有利于促进血液循环，预防血栓。不能做提重物、甩臂、游泳及肘部高于心脏平面等活动。

363. PICC 置管患者居家护理需要注意什么？

置管一侧手臂不能测血压；严禁使用高压注射器注入造影剂（耐高压导管除外）；不能在置管穿刺点上方加压止血带抽血；沐浴时戴专用沐浴袖或用保鲜膜严密包裹避免进水；穿脱衣服时需注意保护 PICC 导管，不宜选择袖口过紧的衣服；睡觉时避免长时间压迫置管一侧肢体，避免血流缓慢引起栓塞。

364. 什么情况下 PICC 置管患者需要及时就医？

穿刺点渗血、渗液，周围皮肤发红、肿胀、疼痛、有脓性分泌物等情况；穿刺点敷料脱落、穿刺点外露以及输液接头脱落；不明原因发热，体温＞ 38.5 摄氏度；置管侧肢体肿胀，臂围较置管前增加 2 厘米以上；如发现导管破裂，立即停止置管一侧肢体活动，固定导管外露部分，防止导管断裂回缩至体内。

365. PICC 导管多长时间维护一次？

正常情况下 PICC 需每周进行一次维护：检查导管外露刻度是否变化，穿刺处及周围皮肤进行消毒并更换敷料，导管附加装置更换并消毒，管路冲洗并封管，测量臂围是否有变化。

366. 如何正确测量 PICC 置管一侧臂围？

首先准备一个软尺，人体站立并将手臂伸直下垂于身体两侧，将软尺沿上臂最粗的部位绕一周，读出的数值就是标准的手臂围。注意在测量的时候一定要保持水平位置，不能倾斜，而且手臂肌肉要在放松状态下，否则量出来的臂围就不标准。每次测量时均要保证相同的位置及相同的体位。

367. PICC 拔管有哪些注意事项？

当 PICC 出现的留置时间达到使用期限、导管感染所致败血症、严重的静脉炎、治疗完毕、导管堵塞或导管破损等情况时需要拔除导管。在拔管前，如果患者在置管期间有血栓史一定要告知护士，需进行超声检查后，再根据情况决定是否进行拔管。拔管后需按压穿刺点 5 ～ 10 分钟至不出血为止，休息30 分钟，观察有无呼吸困难、穿刺点有无渗血，24 小时后可去除无菌敷贴。

368. 什么是输液港？

输液港又称植入性中心静脉导管系统，由置入静脉的导管及埋藏在皮下与输液导管连接的注射座组成。置管后，每次输液时护士只需要每周进行无损伤针穿刺注射座即可完成静脉输液。放置输液港，只需要在手术室进行一个 30 分钟左右的小操作，几乎不会感到疼痛。

369. 输液港的特点及使用期限是什么？

输液港留置后在体表没有导管外露，注射座置入皮下，可以洗澡、游泳，日常生活不受限制。输液港发生感染的概率较小，由于输液港完全埋藏在体内，不易受到感染，不用覆盖敷料，不会发生皮肤瘙痒、红肿等问题。可长期、反复使用，如果维护恰当，根据临床经验，输液港可以反复使用达 10 余年。

370. 输液港多长时间维护一次？

输液港需要一个月维护一次。护士首先会消毒输液港注射座处皮肤，其次对注射座进行穿刺，回抽回血确定管路在血管里面，最后进行冲管及封管。如需静脉输液，留置穿刺针即可；如不需要静脉输液，即可拔除穿刺针。

371. 输液港居家护理的注意事项有哪些？

在输液港置入后，患者需要密切观察穿刺部位敷料处有无剧烈疼痛，敷料有无渗血、渗液，敷料固定有无潮湿松动。局部切口在 10 天后即可拆线，在输液港切口愈合前，不宜沐浴。放置输液港的部位可能会出现小范围的紫色瘀斑，为皮下出血所致，不用紧张，一般可自行消失，需要 3 ～ 7 天。输液港在切口完全恢复后可进行淋浴且不影响日常生活，在留置无损伤针输液期间不可淋浴。严禁高压注射造影剂，以免引起管路破裂。每月需在具有资质的医院进行输液港维护，每 3 ～ 6 个月复查胸片，以确定导管尖端位置。

372. 输液港出现什么情况时需要及时就医？

穿刺部位剧烈疼痛需及时就医；置管处皮肤出现红、肿、热、痛，提示有感染或者渗漏的可能，需要及时到医院就医；颈部、肩部及同侧上肢水肿、疼痛需及时就医；穿刺点紫色瘀斑范围不断扩大，或出现皮下血肿，需及时就医。

373. 静脉输液液体输完了，没有及时发现，会进空气吗？

一般情况下，静脉输液完毕后没有及时发现，用于观察输液滴数的小瓶里没有液体了，是不会进空气的。因为输液瓶通常都是挂在高于针的位置的，液体没有了相应的压力也会变小，而且静脉血管内血管充盈本身会有一定压力，因此即便液体没有了，会在输液器的某个位置产生平衡，液体不再流动。虽然不会进空气，但是有可能会形成负压，出现回血，因此还是需要及时观察输液瓶药量。当进行加压输液时，需严密观察输液量，避免输液袋内液体完全输完，因加压会有空气进入血管内。

（孙捷）

营养护理篇

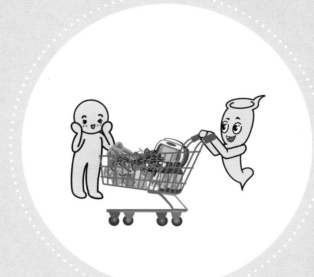

识别二维码
观看视频讲解

374. 正常人体所需的营养素都有哪些？

主要包括：碳水化合物、脂肪、蛋白质、水、电解质、微量元素和维生素。其中，三大营养物质碳水化合物、脂肪和蛋白质的代谢是维持人体生命活动及内环境稳定最重要的因素。这些营养物质进入人体后参与体内一系列代谢过程，成为机体生命活动必不可少的生命能源。

375. 为什么食管术后患者营养不良发生率高？

目前，手术切除是食管癌最常见的治疗方法，手术虽然切除了阻碍食管通道的肿瘤，但是对于机体创伤较大。由于手术改变了消化道的解剖位置，同时也改变了患者机体上的感觉，如过饱、饥饿、吞咽和味觉改变、消化能力减弱、进食困难、食欲下降等，常常导致患者出现生理、心理障碍及营养紊乱。手术后禁食和应激反应会造成分解代谢过度，营养不良加重。很多患者术后饮食护理知识不够，害怕影响吻合口愈合不敢进食，易发生营养不良。另外，食管癌患者术前因肿瘤消耗、进行性吞咽困难等原因，常有不同程度的营养不良。

376. 营养不良会导致身体有哪些危害？

食管癌患者围手术期营养不良将带来多方面的负面影响：①增加手术风险，包括低蛋白血症造成患者在术中或术后对失血耐受能力的降低，会导致食管癌患者切口愈合不良，增加发生吻合口瘘的风险；②免疫功能受损，导致感染发生率高；③因食管癌手术时间长，创伤大，对心肺功能影响明显，机体应激反应强烈，由此引起的高风险代谢加重了营养不良和急性炎症反应，因此增加并发症的发生率和患者死亡率。

377. 食管癌患者加强营养治疗的好处有哪些？

加强营养治疗能够提高食管癌患者手术耐受力，降低术后并发症发生率，促进机体尽早恢复，提高生活质量，增加患者战胜疾病的信心。良好的营养状态可以增强患者手术治疗、化疗和放疗的耐受性，因此在食管癌治疗过程中营养治疗具有重要意义。

378. 如何判断自己营养不良？

欧洲临床营养与代谢协会发布了一项营养不良诊断标准，简单易操作，患者自己便可以判断是否存在营养不良。诊断方法：①体质指数（BMI）＜ 18.5 千克 / 米^2；②在任意时间段内，患者无意识体重下降＞ 10%；或者 3 个月内体重下降＞ 5%，同时体质指数降低（低于 70 岁者＜ 20 千克 / 米^2 或不低于 70 岁者＜ 22 千克 / 米^2）或者去脂肪体质指数降低（女性＜ 15 千克 / 米^2，男性＜ 17 千克 / 米^2）的任意一项。

379. 手术前为何也要加强营养？

食管癌患者病灶导致食管阻塞、进行性吞咽困难，因而大多患者在术前便存在不同程度的营养不良，具体表现为贫血、身形消瘦、器官和身体机能严重衰退、免疫功能减弱。术前营养支持的目的是将术前存在营养风险的食管癌患者的营养调整至较佳状态，改善营养不良及保持水、电解质平衡，提高对手术的耐受性，减少或避免术后并发症，降低死亡率，缩短住院时间，减少住院费用。因此，对食管癌患者应较早实施营养干预。

380. 什么是流食、半流食、软食、普食？

患者经口进食后饮食应从流食、半流食、软食到普食，从稀到稠逐渐过渡。

流食：此种膳食为液体饮食，例如牛奶、米汤、肉汤、果汁、蔬菜汁等。

半流食：此种膳食稀软、易咀嚼吞咽、易消化，例如稀粥、豆腐脑、面片汤等。

软食：此种膳食易咀嚼、易消化、细软，例如软米饭、面条、发糕等。

普食：此种膳食不受限制，一日三餐。

381. 术后有哪些营养支持方式？

营养支持的途径可分为肠内营养和肠外营养两大类。常见的肠内营养途径可分为口服和管饲，管饲又可分为经鼻管饲和经皮造瘘置管。

382. 什么是肠内营养？有哪些优缺点？

肠内营养指的是患者通过口服或管饲来摄入营养制剂，从而获取机体代谢所需的能量和营养素。凡具有营养支持指证、胃肠道功能存在并可利用的患者都可以接受肠内营养支持。

肠内营养相较于肠外营养具有以下优点：①肠内营养可改善和维持肠道黏膜细胞结构和功能的完整性，维持肠道屏障功能，防止细菌易位；②营养物质经门静脉系统吸收输入至肝脏，使代谢更符合生理功能；③刺激消化液和胃肠道激素的分泌，促进胃肠蠕动、胆囊收缩，减少肝胆并发症的发生；④促进肠蠕动的恢复；⑤技术操作和监测简单，并发症少，费用低。肠内营养的特点概括为"简便、价廉、有效和合乎生理"。

肠内营养的缺点：肠内营养实施受肠蠕动、消化和吸收功能的限制，危重患者单纯使用肠内营养并发症高，维持营养状态效果差，不能提供足够的蛋白质和能量来满足机体需求，此时应同时用肠外营养，以达到互补的作用。

383. 什么是肠外营养？有哪些优缺点？

肠外营养是指经静脉途径，为无法经过消化道摄取或经消化道摄取营养物质不能满足自身代谢需要的患者提供包括氨基酸、脂肪、糖类食物、维生素、矿物质及微量元素等营养支持，以促进合成代谢、抑制分解代谢，维持机体组织、器官的结构和功能。

肠外营养的优点：肠外营养制剂营养较全面，配比合理，均匀输入，对患者代谢和利用有益处。作为手术辅助治疗，能较快改善患者的营养状况，促进免疫恢复，成为挽救危重患者及无法经口摄食患者生命的手段之一，是食管癌术后早期常用的营养治疗技术。

肠外营养的缺点：肠外营养经静脉输入营养液，其技术和管理要求高，需在严格无菌条件下进行，且肠外营养费用昂贵，并发症多且处理较为困难。

384. 为什么食管术后患者宜早期进食或给予肠内营养？

研究表明，小肠蠕动、消化及吸收功能在术后几小时就已经恢复，胃及大肠功能在术后几天也逐渐恢复，术后实施早期肠内营养支持能够快速恢复胃肠生理功能，肠内营养可维持肠道正常代谢及屏障功能，防止肠道细菌易位所致的肠源性感染，具有高效、易耐受及安全等优势。

385. 什么是鼻饲？

鼻饲即鼻饲法，是指营养管经鼻腔进入胃内或十二指肠、空肠内，通过该营养管输注营养液对患者进行营养治疗。肠内营养可促进吻合口愈合，明显改善患者营养不良状态，可有效促进胃肠功能的恢复，减少静脉输液量，并且该方法简便、安全、经济。

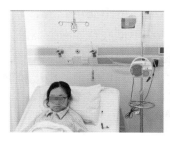 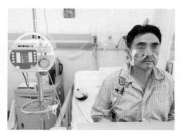

386. 鼻饲过程中有哪些注意事项？

鼻饲时使用鼻饲泵将营养液匀速滴注，可以提供稳定、持续的灌注量，利于营养物质吸收，减少腹胀、腹泻的发生。鼻饲泵可控制鼻饲的速度和温度，鼻饲液的温度以 37～40 摄氏度为宜。

鼻饲速度：起始速度 20～50 毫升 / 小时，以患者能够耐受为宜，每日 10 毫升 / 小时速度递增，递增至 100～150 毫升 / 小时。患者如有腹胀、胸闷、心慌、气促等症状应及时通知医护人员。

鼻饲液浓度：由稀到浓，以患者能够耐受为宜。鼻饲液应现用现配，开启的鼻饲液需放在 4 摄氏度冰箱冷藏，24 小时内用完，不可冷冻；灌入鼻饲袋的鼻饲液需在 4 小时内用完。

体位：为避免营养液反流导致患者误吸，体位在鼻饲过程中至关重要，患者务必保持坐位或半卧位，不可平卧。床头抬高 30～45 度甚至更高。

387. 鼻饲时所用营养袋能否重复使用？

肠内营养袋为无菌一次性用品，用于肠内营养液输注，肠内营养袋的输液器管腔细长，清洗不彻底容易滋生细菌，营养液营养物质丰富，是细菌大量生长的温床，加之患者术后肠道屏障功能脆弱、免疫力低，使用重复利用的营养袋极易引起腹泻，所以不能重复使用。

388. 什么是口服营养补充制剂？

口服营养补充制剂是指除了正常食物以外，补充性经口摄入特殊医学用途食品。口服营养补充制剂是肠内营养支持中最安全的途径，无创伤，简单有效，为患者提供日常膳食以外的能量和营养素，建议胃肠功能正常的肿瘤患者首选口服营养补充制剂作为肠内营养的首选方法。

389. 口服营养补充制剂有哪些类型？适用于哪些患者？

根据氮源不同，口服营养补充制剂主要分为整蛋白型、短肽型或氨基酸型；根据配方与疾病的关系，分为疾病专用型和通用型。

整蛋白型：口感好，渗透压接近等渗，适用于胃肠道功能较好的患者，适于口服，也可管饲。

短肽型或氨基酸型：适用于胃肠道功能不全的患者，不需消化液或极少消化液便可吸收，无渣，口感差，易腹泻，渗透压高。

糖尿病专用型：适用于糖尿病、应激性高血糖患者。用缓释淀粉、果糖、膳食纤维等物质代替直链淀粉和糊精，有利于延缓碳水化合物的吸收，减慢血糖的上升速度和幅度。

肿瘤专用型：适用于营养不良的肿瘤患者，富含精氨酸、核糖核酸、ω-3脂肪酸、低碳水化合物、高脂肪含量、高蛋白、高能量密度。

390. 口服营养补充制剂有哪些注意事项？

早期喝的时候一定要缓慢，循序渐进从少量开始，不然肠道不适应高浓度的营养制剂，易发生腹泻。要适当加热，用热水隔杯温热即可。如果仍然出现腹泻，要考虑减少剂量，或者更换配方，因为患者个体化差异，肠道适应性不同。适应了以后再逐步加量，一般在 3～5 天达到目标需要量。口服营养补充至少达到 400～600 千卡/天。常采用的模式是"3+3"模式，即除了早、中、晚饭以外，上午 9 点、下午 3 点、晚上 8 点，各补充一次营养制剂，根据实际吃饭的量决定补充量，每次 100～200 毫升，这样有利于达到每天营养量，有利于维持体重及体力状态。口服营养补充制剂是肿瘤患者最常用，也是最实用的营养治疗方法。

391. 出院后还有必要补充口服营养补充制剂吗？

由于食管癌手术创伤大，住院时间较短，患者在出院时很难完全康复，单纯靠日常膳食常无法满足身体所需，所以出院回家后仍需继续通过口服营养补充制剂来改善营养状况。出院后需要术后辅助放化疗的患者应用口服营养补充制剂还有助于增加放化疗的耐受性。出院时还存在营养不良的患者建议持续补充口服营养补充数周。

392. 什么是体质指数（BMI）？

体质指数（BMI），是一种用来判断个体是否超重、肥胖或营养不良的方法。BMI= 体重（千克）/ 身高 ^{2}（米）^{2}。

对于中国人而言，BMI 的正常值为 18.5～23.9 千克 / 米^2，BMI＜18.5 千克 / 米^2 为营养不良，24～27.9 千克 / 米^2 为超重，BMI≥28 千克 / 米^2 为肥胖。

393. 如何估算身体每日能量需求量？

鉴于现有研究证据、指南与共识，推荐非肥胖肿瘤患者与非肿瘤患者每日能量供给为 25～30 千卡 / 千克，避免摄入过量和不足。例如，患者当前体重 50 千克，则每日的能量需求量 =（25～30 千卡 / 千克）×50 千克 =1250～1500 千卡。

394. 如何估算身体每日蛋白质需求量？

目前认为，对于年老且不活动的肿瘤患者和合并全身炎症的肿瘤患者，蛋白质目标需求量为 1.2～1.5 克 /（千克·天）；肾功能正常的患者，蛋白质目标需求量可提高至 2.0 克 /（千克·天）；而急性或慢性肾功能不全患者，蛋白质目标需求量应限制在 1.0 克 /（千克·天）以内。

395. 如何使用简明膳食自评量表来判断每日饮食热量是否充足？

简明膳食自评量表是丛明华教授根据肿瘤患者饮食特点研发的，是为肿瘤患者量身打造的膳食自评工具，通过将肿瘤患者的饮食量化，从而使一日三餐变得简明、动态、可自评，把患者和家属最关心的"吃得够不够""吃得怎么样"变得一目了然，及时了解并调整自身的饮食情况，患者可根据工具及自身饮食情况进行自评。

评1分的患者，通常一天只能喝点纯液体的流食，如喝排骨汤、牛奶等，每天的能量摄入不超过 300 千卡，三餐清流食，无肉、缺油，低于正常需求的 25%，对于这样的患者建议去医院营养门诊就医，进行肠内或肠外营养。

评2分的患者，通常一天喝三碗粥、烂面条等半流食，能量摄入常在 300 ～ 600 千卡，三餐半流食，无肉、缺油，建议去医院营养门诊就医。

评3分的患者，多处于食管癌术后恢复期，一天可以吃一餐比较正常的饮食，其他两餐仍然是以稀粥为主的半流食，有时能够吃 1 两肉、1 个鸡蛋，少肉、少油，能量摄入常在 600 ～ 900 千卡，这种情况建议补充高能量、高蛋白的口服营养补充制剂。

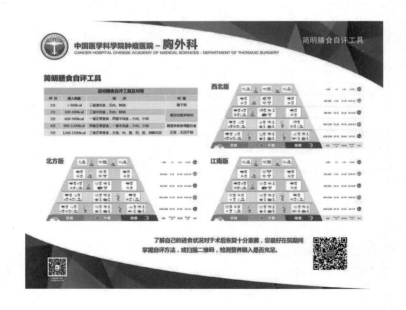

评 4 分的患者，一天可以吃两餐比较正常的饮食，会有一餐半流食或流食，肉在 1 ～ 2 两，少肉、少油，能量摄入常在 900 ～ 1200 千卡，建议患者选择富含能量和蛋白质的食物，适量补充口服营养补充制剂。

评 5 分的患者，可正常饮食，三餐普食，主食、肉、蛋、奶、菜、油脂充足，能量摄入常在 1200 ～ 1500 千卡，不需任何营养干预。

每日膳食营养自测，检验身体营养是否充足，才能更好地与肿瘤细胞斗争。

396. 术后多久可以经口进食？

食管术后患者在经历了禁食水、静脉输液营养支持、鼻饲肠内营养就到了经口进食的阶段。经口进食的时间应严格遵医嘱，第一次经口进食前医生会让患者试饮水，如果没有饮水呛咳、体温升高的现象，就可以按照流食、半流食、软食、普食的饮食原则逐渐过渡了。

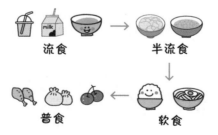

流食 → 半流食

普食 ← 软食

397. 经口进食有哪些注意事项？

进餐时务必保持坐位。患者进餐时不与他人交谈。

不易进食松散、较稠的食物。餐具使用小勺，小口进食，细嚼慢咽，每日少食多餐，大约 6 餐 / 日。进食后适当活动，促进胃部消化和排空，防止反流。晚上睡前 1～2 小时不再进食，夜间睡眠摇高床头 30 度防止反流。

一旦发生误吸，立即停止进食，鼓励咳嗽，立即通知医护人员。

398. 术后进食为什么要少食多餐？

食管癌术后消化道重建，患者术后身体解剖结构发生巨大变化，胃体术中被充分游离，并由腹腔上提至颈部，竖直放置于胸腔，是一个连接食管及十二指肠的管道。由于手术创伤、解剖位置的变化及迷走神经的切断，使胸胃暂时处于无运动状态，失去了排空能力，只是作为"连接管道"而存在，患者如果大量饮食，胃内食物聚积会对心肺有压迫，并且使吻合口张力增加，有吻合口瘘的风险；另外术后还极易发生反流，一旦反流的食物进入气管，轻者呛咳、气喘，重者会出现吸入性肺炎、气道堵塞、窒息甚至死亡。因此，术后患者应该少量多次进食，利于术后恢复。

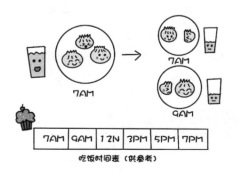

吃饭时间表（供参考）

399. 术后经口进食后哪些食物不可以吃？

术后饮食不应摄入粗糙、坚硬、油腻、腌制、高盐、高脂、刺激性食物、发霉变质食物等。例如，烧烤、热茶、冷饮、碳酸饮料、油炸食物、腌菜、咸菜、咸肉、熏制食品等食物。

400. 术后怎么吃？

饮食宜清淡、新鲜、富有营养，种类丰富，进食高蛋白、高热量、高维生素、少渣、易消化饮食。为促进康复，患者应保证足够营养摄入。多摄入富含蛋白质食物，患者约每天应摄入鸡蛋 1～2 个，牛奶、酸奶、豆浆或豆腐脑 300 毫升，瘦肉 200 克，碳水化合物（主食谷类为主，薯类是良好补充）每日摄入 200～400 克，蔬菜 300～500 克（每天 5 种以上，新鲜深色叶菜占到一半），水果（果汁不能代替鲜果）200～300 克，盐＜5 克，油脂使用多种植物油作为烹饪油，每天 25～40 克，可提供身体所需的丰富营养物质。

401. 哪些食物蛋白质含量丰富？

富含蛋白质食物，如鱼肉、猪肉、牛肉、羊肉、鸡肉、鸭肉、虾、蛋、牛奶、豆制品等。

402. 不喜欢吃肉，如何补充蛋白质？

对于不吃肉的素食患者可增加鸡蛋、牛奶和豆制品的摄入来补充蛋白质，或增加口服营养补充制剂进行营养补充。

403.术后食欲不振怎么安排膳食？

增加食物多样性，选择多样化食物，经常更换食谱，改变烹饪方法，例如，常吃猪肉类食物可更换吃鱼、鸡、鸭类食物，食物烹饪要注意色香味，改变烹饪方法使食物具有不同的色香味可以增加食欲。

多吃富含维生素的新鲜蔬菜、水果，这类食物不但可以提供营养，还能增进食欲。

给患者创造好的饮食环境，例如，整洁、安静、空气清新、精神愉悦的环境对增进食欲有利。

404.术后出现便秘如何调理？

如果术后出现便秘症状，建议患者多饮水增加液体摄入，多吃新鲜蔬菜、水果，饭后不要久坐，每天进行适当的体育锻炼，促进消化，顺时针按摩腹部，必要时在医师指导下口服乳果糖或使用促进排便的灌肠剂等。

405.术后出现腹泻如何调理？

食管癌术后患者腹泻常见原因有肠内营养时营养液输注速度过快或温度过低、营养液被污染、患者长期营养不良小肠吸收功能下降、使用高渗性营养液等，也常见于应用广谱抗生素的患者，一旦发生腹泻首先应查明原因，去除病因后腹泻症状多有改善。主要措施有减慢输注速度、更换不同种类营养液、营养液输注时温度保持在 37～40 摄氏度，必要时服用益生菌或止泻剂。

406.出现口腔溃疡如何调理？

首先应注意口腔卫生，吃完食物随时刷牙漱口，避免吃坚硬、酸咸辛辣、太烫的食物，以免加重溃疡处疼痛，使用复方氯己定漱口液含漱。饮食多吃新鲜蔬菜、水果，增强免疫力，大多口腔溃疡都可自愈。

407.术后患者该不该忌口？

食管癌术后患者绝大多数缺乏营养，术后更是需要加强营养，忌口容易导致营养不均衡，使得患者身体更加虚弱，进而耽误病情。

408.营养物质会"喂养肿瘤"吗？可以通过不吃东西饿死肿瘤吗？

有些患者担心摄入营养物质会促进肿瘤生长，这是不科学的。目前尚无科学证据表明营养支持会促进肿瘤生长。相反，通过营养支持可以增强免疫力，降低并发症发生风险，降低死亡风险，提高生活质量，使患者在对抗肿瘤中获益。

409.术后患者可以吃"发物"吗？

很多患者认为羊肉、海鲜是"发物"，是术后饮食禁忌，然而西医临床营养并没有"发物"一说，羊肉和海鲜类食物富含蛋白质，适合术后患者食用。如患者有明确某类食物过敏史，应规避食用该类食物。

410.喝汤最有营养吗？

有人认为营养在汤里，要多给患者喝汤，事实上，科学证据指出，汤的营养只有原料的 5% ～ 10%，主要是一些维生素、无机盐、大部分营养（特别是蛋白质）都留在渣里。因此，建议患者将汤和渣一起吃，除非消化能力差、病情限制不能吃渣。

411.吃甜食比较有营养吗？

肿瘤患者应减少精制糖的摄入，精制糖就是指甜食、饮料、红糖、白糖等。恶性肿瘤细胞有一个特点就是吸收葡萄糖的速度比较快，而且需求量大，糖进入肿瘤细胞后有利于它的生长。

412.术后能吃灵芝孢子粉、冬虫夏草吗？

这些"补品"并不能起到显著的抗癌作用，长期吃某一种食物会影响食物摄入的多样性。均衡饮食，全面补充营养才能提高身体免疫力。

413. 术后有没有必要经常食用海参？

从营养角度看，海参是一种低蛋白质、低脂肪、低胆固醇食物，日常生活中有不少食物可以代替，海参不是唯一的选择，多样化饮食才可以营养均衡。

414. 多吃维生素保健品对肿瘤治疗有帮助吗？

术后均衡膳食会摄入各种丰富的维生素，是不需要额外补充的，靠多吃保健品补充维生素而减少或代替天然食物摄入的做法是错误的。

415. 术后恢复良好还可以吸烟饮酒吗？

吸烟和饮酒本身就是诱发食管癌的高危因素，食管癌患者 80% ～ 90% 有吸烟和饮酒的习惯，烟草中明确的致癌物就有 69 种，饮用高度白酒对食管伤害极大，会直接灼伤食管黏膜，酒精本身也是致癌物，所以患者应戒烟戒酒。

416. 有没有抗癌食物？

目前，没有任何证据表明单独的某种食物可以抗癌。食物中含有多种营养成分，健康的饮食模式应是食物摄入多样性。

417. 鲜榨果汁、维生素饮料能代替水果吗？

不能。因为水果在打碎过程中使一些维生素和空气接触被氧化，而且失去了水果的膳食纤维，果汁饮料中还会加入糖、甜味剂等添加剂，所以还是食用新鲜水果对我们身体更有益。

418. 水果和蔬菜能否互相替代？

不能。蔬菜中含有的维生素、矿物质和膳食纤维比水果更丰富，深色蔬菜含有的植物化合物比水果更丰富，水果中含有更丰富的碳水化合物、果糖、葡萄糖等，水果中的有机酸有助于人体分泌消化液，帮助消化，增进食欲。建议每天饮食中同时包含蔬菜和水果。

419. 只要能打"营养针"，不吃饭也没关系，这样对吗？

患者口中的"营养针"用医学术语是肠外营养。肠外营养是经静脉途径输入人体所需的能量和营养物质，但有明确的适应证和禁忌证，况且长期不进食胃肠道功能会更加脆弱，还会存在各种代谢障碍和导致相关并发症的风险，所以这种做法是错误的。肠内营养和肠外营养没有孰优孰劣，医生会根据患者病情给予最合适的营养方案。在条件允许的情况下，优先选择肠内营养。

（李敏）

活动与休息篇

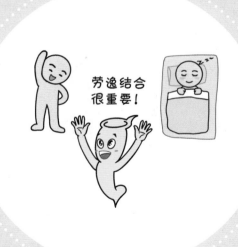

劳逸结合
很重要!

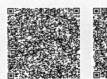

识别二维码
观看视频讲解

420. 手术当天必须平躺一动不动吗？

手术当天返回病房后，一般需要采取半卧位，即抬高床头 30 度，麻醉清醒后即可做五指同时屈伸、握拳、肘部屈伸、双足屈伸、双足旋转、交替足跟滑动等活动，早活动可以促进血液回流，但应注意活动幅度，避免牵拉到伤口以及各引流管。

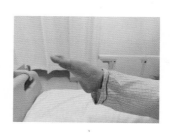

床上主动运动：屈膝，双下肢尽量向腹部靠近，然后伸直、外展。一侧下肢向外上拉开、回位。两侧分别进行足部运动，双侧足背背屈维持 10 秒后再跖屈 10 秒。屈膝、外展、足部运动各 20 次，2 次 / 天。

桥式运动：患者双腿弯曲，双脚蹬床，双手拱床，抬高臀部运动，开始 2 次 / 组，2 组 / 天，逐渐增加到 10 次 / 组，3 组 / 天。

421. 术后家属应该如何帮助患者活动？

卧床期间，家属可以为患者顺着肌肉方向按摩，以刺激肌肉收缩，从而达到肌肉的被动锻炼，也可以辅助各个关节被动伸屈，既可以锻炼肌肉及僵硬的关节，又可以促进血液循环，预防静脉血栓。患者下床活动期间，家属可协助患者妥善固定各个管路，创造安全的活动环境，包括挽起长裤

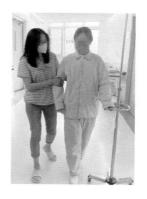

裤脚、搬离障碍物等。陪伴患者活动，除了确保安全外，对患者心理也是很大的支持和安慰，有助于疾病康复。

422. 为什么术后要早期下床活动？

手术后早期下床活动的主要目的是：手术后血液呈高凝状态，多活动可以促进血液循环，预防深静脉血栓形成；促进肠蠕动，预防腹胀，促进排气排便；早期下床活动可以促进痰液的排出，降低肺部感染的发生率；减少臀部皮肤受压、预防压疮。

423. 术后下床活动需要遵循哪些原则？需要注意些什么？

原则：早期、循序渐进、适度活动。

下床活动时间要尽早，病情允许的情况下，手术后第一天上午即可下床，首次下床活动需要在医护人员指导下进行，活动中要注意保护各个管路，避免牵拉、打折。若出现头晕、心慌、大汗等情况应该立即停止活动，卧床休息。

424. 什么是下床"三步曲"？

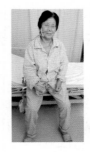

第一步，将床头摇起，坐在床上；第二步，坐在床旁，双腿下垂；第三步，床旁站立，原地踏步。

425. 为什么术后要活动上肢？

术后上肢功能锻炼能够促使全身和局部血液循环，使手术破坏的组织尽快建立侧支循环，有利于伤口局部吸收，加快水肿消退以及手术部位皮肤浅感觉的恢复，能够明显改善患侧上肢的功能，防止肌肉萎缩、关节强直等后遗症出现，帮助患者最大限度地恢复生活自理能力。

426. 术后如何进行肩关节锻炼？

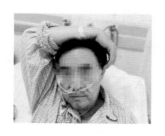

手术麻醉清醒后，可以做五指同时屈伸、握拳运动；术后第1天开始做肘部屈伸运动，如刷牙、洗脸、持杯或碗等；第2天开始肘部抬高做梳头动作，保持自然姿势，颈部不能倾斜；第3天开始做上臂上抬运动，注意要用健侧手托住患侧肘部，缓慢进行，不要过度牵拉，以不感觉剧烈疼痛为度；第4天开始可以做综合肩膀运动，在健侧手协助下将手越过头顶触摸对侧耳朵，双手左右摆动，双上肢交替上举。

427. 术后活动量是越多越好吗？

活动量不是越多越好，术后活动要根据自身情况循序渐进，适度活动，运动量由少到多。当患者耐受力提高时再增加运动量。每日活动量在上下午各半小时为宜，每次活动以不使患者过度疲劳为度。若出现头晕、心慌、大汗等情况应该立即停止活动，卧床休息。

428. 恢复期内为什么要坚持活动？

在恢复期内，坚持活动主要涉及患者肢体功能和肺功能的恢复。对于功能恢复，运动的效果显然优于静养，循序渐进地做一些自己力所能及的运动，使身体机能最大限度地恢复到术前状态。

429. 为什么术后不能平躺？

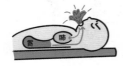

手术后需要始终保持抬高床头 30 度，因为手术改变了食管和胃的生理结构，失去了贲门单向阀门的作用，术后一旦平卧极易引起胃酸或食物反流，长期反流反酸，会导致部分食管黏膜烧伤，导致食管炎，甚至部分患者会因反流严重导致吸入性肺炎。同时术后半卧位还有利于胸腔内引流液的流出，减轻腹部伤口张力，促进伤口愈合，减轻疼痛感。

430. 有哪些活动适合食管癌术后患者？

患者出院后短期内不宜进行高强度的运动，如打球、游泳、登山等，应该先从散步、打太极拳、做操、跳慢舞等开始，逐渐增加运动量，以个人身体恢复情况而定。

431. 食管癌患者术后如何休养？

第一，保持心情舒畅，良好的心理状态有利于术后恢复。

第二，注意饮食和生活习惯，建议进食清淡易消化食物，如半流食、软食等，最好含有高热量、高蛋白质、多种微量元素、膳食纤维、新鲜的水果蔬菜等，避免辛辣刺激、坚硬、霉变的食物，戒烟戒酒。

第三，适当进行体育锻炼，适当活动有助于胃肠功能重建，还要保证充足休息，充足睡眠有利于手术恢复。

432. 食管癌术后体力恢复大概需要多久？

因人而异，切口愈合良好一般 7 ～ 10 天出院，术后饮食等各方面正常的情况下，3 个月左右体质基本恢复。

433. 手术后休息重要还是活动重要？

围手术期（术后 1 个月以内）：应该早期下床活动，预防血栓，降低并发症发生的风险，适当活动可以促进胃肠蠕动，应鼓励患者多活动、多咳嗽。

恢复期（术后 1 个月以后）：适度的肢体功能锻炼以及肺功能锻炼能够促进生理功能恢复。因此，循序渐进的活动益处远优于卧床静养，活动量以不使患者过度疲劳为度。

434. 休息和康复有哪些关系？

休息是疾病康复的必要手段，良好的休息有助于疾病恢复。休息可以消除疲劳，促进精力和体力的恢复；减少机体损耗，促进蛋白质合成及组织修复；提高治疗效果，促进机体康复。

435.什么是良好的睡眠？

睡眠时间长短因人而异，4～10小时都属于正常范围，主要以第二天醒后精神饱满为准。良好的睡眠有5个标准：能在10～20分钟入睡；睡眠中不醒或偶尔醒来又能很快入睡；夜间睡眠无惊梦，做梦醒后很快忘记；早晨醒后精力充沛，无疲劳感；睡眠中没有或很少做噩梦、无异常行为等。

436.失眠时可以吃促进睡眠的药吗？

可在医生指导下用药，严格遵循医嘱用药，同时建议合理安排作息时间，避免劳累，保持心情舒畅，缓解压力，养成良好的休息习惯。

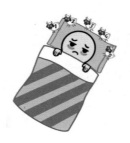

437.除了吃药还有什么办法可以促进睡眠？

睡眠不佳的患者首先要关注睡眠环境，卧室内光线不要太强，温度、湿度适宜；平时适当锻炼也可以促进睡眠，但要避免在睡前3小时进行，以免造成大脑皮层过度兴奋，反而影响睡眠；睡前不要摄入兴奋性物质，如咖啡、浓茶、酒精类；入睡前少接触电子产品，手机等电子产品所发射的蓝光会抑制褪黑素的分泌，影响睡眠；睡觉之前还可以做一些放松训练，包括渐进式的肌肉放松、腹式呼吸放松等。

（孟越）

术后异常情况篇

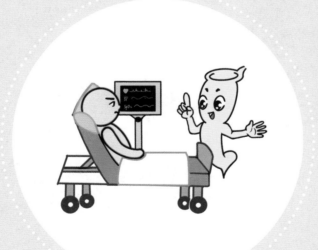

438.术后患者清醒后，为什么要取半卧位？

患者取半卧位的目的是减轻腹部张力，从而缓解疼痛。术后胸腹腔内渗液集中利于引流和炎症局限，还可降低膈肌压力有利于呼吸功能恢复。半卧位时还需要进行呼吸功能锻炼，定时咳嗽，在咳嗽时可以用手按压住伤口，以免伤口裂开。

439.为什么引流管会引流出红色液体？

手术可能会产生腹腔、胸腔积液，积液成分包括血液和组织间液，由于混有血液，所有引流液一般呈红色。正常情况下，随着术后康复时间的延长，引流液颜色会逐渐变浅，量会由多变少。达到一定指标时，医生会拔除引流管。

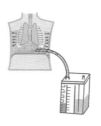

440.术后为什么会觉得呼吸困难？

食管手术由于开胸破坏了胸腔原有的负压状态，术后有可能会有胸闷、气短等症状。因此在术后，患者需要注意休息，持续或间断吸氧，避免剧烈运动，以免过度劳累造成身体进一步损伤。保证充足营养摄入，多补充优质蛋白质等。手术以后肺功能下降，可以进行适当呼吸锻炼，如深呼吸或吹气球。

441.为什么要多做双下肢锻炼？

卧床期间血液循环速度减慢，而且食管术后患者往往禁食水，会使血液变得黏稠，容易形成血栓，特别是下肢静脉血栓。一旦血栓随血流进入肺内，会发生肺栓塞，严重者会威胁生命。为了术后早期下床活动，暂时不能下床者应在床上经常做伸腿屈腿运动，促进血液循环，可预防发生血栓。

442. 患者小腿肌肉出现疼痛、肿胀，应注意什么？

小腿肿痛，最常见的就是下肢血栓性静脉炎或者深静脉血栓形成。肿瘤患者血液呈高凝状态，容易诱发下肢深静脉血栓形成，表现为下肢肿胀，甚至出现张力性水疱、皮温增高、胀痛明显。此时应该遵医嘱将患侧肢体抬高，避免离床活动，严格卧床，防止因为血栓栓子脱落导致肺栓塞。

443. 术后为什么没痰还要咳嗽？

术后有效咳嗽，被视为术后快速康复的重要手段。有效咳嗽是促进肺恢复的最佳办法。咳嗽可以使肺扩张，胸腔内积液、积气等排出胸腔。

444. 术后发热是发生了感染吗？

外科手术患者一般都有体温升高的现象，但不会超过38.5摄氏度，这主要是血液和组织被吸收所导致的，俗称外科吸收热，属于手术创伤引起的正常反应，通常无须特殊处理，进行降温和补液处理即可。感染时也会导致体温升高，但同时伴有感染的症状和血液化验指标的异常。

445. 术后为什么会觉得四肢无力？

术中会丢失一些体液，体液中各种电解质构成也会随之而变得不稳定。某些离子的异常可能会导致肌无力。在全麻过程中往往会使用一些肌肉松弛剂，可能会导致肌肉无力，这也是正常的。另外，术前禁食水也是术后感到无力的原因之一。随着时间推移，这种症状会逐渐减轻。

446. 术后发热，切口疼痛加重，有时还有淡红色的液体渗出，这样正常吗？

大多数情况下，是正常的。食管手术术前会预防性地应用抗生素，所以切口感染的概率很低。但是不排除当患者免疫力十分低下的时候，微生物从切口乘虚而入，引起切口局部甚至全身感染，可表现为发热、畏寒、精神亢奋或萎靡，呼吸困难、脉搏加快等。

447. 术后呕吐物带血提示什么？

患者呕吐物带血的情况需要看是血丝还是暗红色血块。如果是血丝，可能是剧烈呕吐时引起咽喉部黏膜少量的破溃导致出血；如果呕吐物为胃内容物，其中有暗红色血块考虑胃出血，需要做检查明确引起呕血的原因。发现呕吐物带血应第一时间报告医护人员，并避免平卧，以免呕血进入气道引起误吸。

448. 术后为什么进食受阻，严重时会滴水不入，并出现嗳气、呕吐食物等症状？

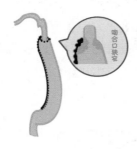

这种情况可能是出现了吻合口狭窄，通常是因为患者属于瘢痕体质、食物过敏、营养不良，还有术后长期进流质、半流质食物，吻合口得不到食物机械性扩张等因素。有个别患者精神过度紧张产生食管痉挛及反流，进而出现进食困难。

449. 术后喝水呛咳后，为什么出现发热及呼吸困难？

当吸入异物或口咽分泌物进入下呼吸道而导致的肺部炎症，称吸入性肺炎。最常见的吸入物是口咽分泌物、胃内容物。患者表现为咳嗽、气促、发热等症状，严重者可出现呼吸困难甚至呼吸衰竭。所以喝水时应用小勺小口慢咽，不谈话说笑，防止呛咳。

450. 术后进食怎么避免液体或食物从胃食管反流？

术后患者应注意细嚼慢饮，少量多餐。餐后最好站立起来散散步，睡觉时将枕头垫高至少抬高 30 度，这样有助于防止胃食管反流。

451. 术后为什么会出现心律失常？

手术后可因多种原因引起心律失常，如麻醉插管刺激、缺氧、低钾、创伤、代谢紊乱、高热、高血压以及原有心脏器质性病变等。另外，患者高龄也是出现心律失常的重要因素。

452. 术后突然出现阵发性腹痛，无排气和排便、恶心、呕吐等表现，提示什么？

这种情况有可能是出现了肠梗阻，是指各种原因引起的肠道内容物不能正常顺利通过肠道。应及时告知医护人员，遵医嘱处理。

453. 为什么术后四肢会出现水肿？

通常手术做完之后皮下静脉回流会有一些受阻，要慢慢消退。如果出现少尿、浮肿，要考虑低蛋白血症。可以遵医嘱补充白蛋白，使用利尿药等。

454. 术后几日，胃液为什么从黄绿色变成了黑褐色？

胃肠减压引流液颜色取决于胃内容物性质，手术后 1～2 天胃液呈血性至深褐色且逐渐颜色转淡，呈草绿色。

455. 为什么会出现黑便？

首先排除食物和药物的影响，例如，食用深色水果，食用动物的血、肝和较多的肉类或服用铁剂、碳剂后，大便颜色可发黑。排除以上因素，当食管、胃、十二指肠等消化道出血时，会导致大便呈黑色。

456.为什么术后要保持大便通畅？

用力排便时，会导致心率加速、心肌收缩力增加、心脏负担加剧等，容易引发心绞痛，严重时可能诱发急性心肌梗死。建议可使用润滑肠道药物外用，大便排出后还要继续吃一些润滑肠道药物。

457.皮下为何出现捻发感？

皮下气肿是指皮下组织有气体积存。用手按压皮下气肿部位的皮肤，可以感觉到气体在皮下组织内移动，可以出现捻发感或握雪感。胸部皮下气肿多由于肺、气管或胸膜受损后，气体自病变部位积存于皮下所致。严重者气体可由胸壁皮下向颈部、面部、腹部或其他部位皮下蔓延。

458.控制血糖和术后恢复有什么关系？

糖尿病患者血糖升高影响切口愈合的原因如下：①血糖高就是血液中葡萄糖浓度升高，切口局部葡萄糖浓度也升高，容易发生细菌感染而影响伤口愈合；②糖尿病患者容易产生血管并发症，影响切口组织的血液供应而导致切口愈合不良；③糖尿病患者容易产生营养摄入不均衡而发生蛋白质营养不良，当蛋白质营养不良时会影响切口愈合，所以糖尿病患者进行择期手术时，应当尽可能地将血糖控制达标后再进行手术治疗，以免影响切口愈合。

（陈郁）

出院相关问题篇

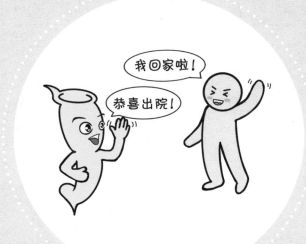

459.出院患者切口有水疱怎么办？

切口周围水疱大多是张力性水疱，多由于敷料牵拉形成。张力性水疱较表浅，处理得当较易愈合。直径小于 10 毫米的水疱一般可保护水疱壁，增加伤口敷料，等待自行吸收。直径大于 10 毫米的水疱，在水疱表面消毒后，用无菌注射器在水疱底部穿刺将疱内渗液抽出，注意保护疱壁完整性，另使用乳膏外敷，待干片刻后再用纱布进行局部覆盖，每天换药 2～3次，直至无水疱。

460.患者伤口什么样算是长好了？

手术后切口愈合实际上是组织修复的特殊炎症过程，即瘢痕形成、增生、收缩、成熟的过程。切口愈合的基本过程包括急性炎症期、细胞增生期、瘢痕形成期、表皮及其他组织再生期。在急性炎症期期，伤后 5 天内，切口愈合靠纤维蛋白渗出物的黏合作用，其力量较弱，仍需要缝线维持其强度。在细胞增生期，切口伤后 5～14 天，创口结缔组织增生使其具备较大强度，其间缝合线可以拆除。在瘢痕形成期，切口线早期呈暗红色的瘢痕逐渐收缩，瘢痕颜色逐渐消退，体积减小，恢复正常肤色。在整个过程中，如有红肿、渗液、化脓等应及时就医，切口好转表现为红肿发紫、硬结消失，疼痛有所减轻。

由于影响切口愈合的因素有很多，因此没有确切的切口愈合时间。影响切口愈合因素包括：①年龄。年轻人切口愈合比老年人快，儿童因新陈代谢速度快，愈合时间较成人快。②营养状况。蛋白质和维生素是促进切口愈合的重要营养物质，贫血患者因切口获得养分不足会延迟愈合。

③切口有异物、感染或出血会阻碍切口的愈合。④局部血液供应。切口周围如有充足的血液循环来供给营养、白细胞、抗体等且带走代谢产物则可促进愈合，若切口周围水肿或淤血则受伤部位供血不足。⑤活动情况。受伤部位过度活动使切口边缘分离而影响愈合。

461. 患者什么时候能洗澡？

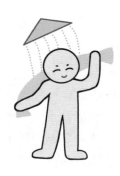

从手术切口的愈合情况来说，如果切口无流脓、无分泌物渗出、无红肿，表皮已结痂发痒，初步判断手术切口愈合良好，此时通常已经拆线，表皮已有完整的抵御细菌能力。拆线后，建议继续保持切口干燥两三天，若伤口无异常，就可正常洗澡，注意洗澡时不要揉搓切口。

462. 患者出院后多久能拆线？

拆线时间主要取决于切口恢复的程度。急性炎症期，术后 4 ～ 5 天内，切口愈合主要靠纤维蛋白渗出物的黏合作用，仍需要缝线固定。在细胞增生期，切口经 5 ～ 14 天后，缝合线一般可以拆除。

463. 术后患者食欲不好怎么办？

建议为患者提供喜爱的、可口的饭菜促进食欲。定时定

量，少量多餐，多调换食物种类，饮
食应营养丰富。小份儿食物可降低患
者进食压力，适当运动也可刺激食
欲。此外，还可遵医嘱使用胃肠动力
药增强消化功能，但所有药物需遵医
嘱按时按量服用，用药后观察不良反
应及用药效果。

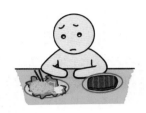

464.出院后多久能正常饮食？

每位患者病情不同，手术方式不同，因此过渡到正常饮
食的时间也各异，具体需遵从医生要求。除免管免禁手术外，
其他手术饮食一般分四个阶段：鼻饲阶段（术后 1～7 天）；
流质饮食阶段（术后 8～10 天）；半流质饮食阶段（术后半月
左右）；普通饮食阶段（术后第 3 周左右）。

第一阶段：鼻饲。

此期患者正处在手术创伤期，吻合口尚未愈合，胃肠功
能也未很好恢复，消化功能差，因此要通过十二指肠营养管输
注肠内营养液，以改善机体营养状况。

此阶段可饮用混合奶、菜汁、果汁、米汤等，要求鼻饲
营养液尽量达到含蛋白质、脂肪、碳水化合物、维生素、盐
和水比例适当的要求。常用的是肠内营养混悬液或肠内营养
乳剂。术后第一天给予 250～500 毫升，第二天给予 500～
1000 毫升，然后逐渐增加至 1500～2000 毫升 / 日，滴入时
的温度以与体温近似为宜。具体情况应遵医嘱。

第二阶段：流质饮食。

术后第 8 天左右，患者已基本度过了手术创伤期，胃肠

功能开始逐步恢复，表现为有食欲、肛门排气。可遵医嘱先用小勺喝少量白开水（3～5汤匙），逐渐增加至30～50毫升，如无明显不适，可给予米汤、蛋汤、鲜奶、鱼汤和各类家禽煨的汤，每次100～200毫升，每天5～7顿。

第三阶段：半流质饮食。

半流质饮食基本是从术后第11天左右开始，相对于流质饮食阶段时间稍长，约1周。此期以易消化无渣饮食为主，如稀饭、面条、鸡蛋羹、豆腐等，要求少量多餐，切忌一次大量进食，以免引起消化道并发症或吻合口瘘。

第四阶段：普通饮食。

此期约为术后第3周左右，此阶段应尽量扩大饮食范围，但油煎、油炸和甜食除外。避免食用刺激性强的食物和调料，食物不宜过热、过硬。

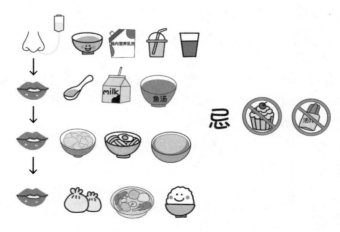

465. 患者术后出现反流正常吗？

食管癌术后生理结构改变会使患者出现反流，反流是术后常见症状。为了减少反流，建议尽量坐着吃饭，少量多餐。饭后不要立即平卧。如果想躺着休息，需在头下面垫枕头，保持头抬高 20 ～ 30 厘米，另外裤带不要束太紧。

466. 术后经常打嗝正常吗？

进食太快或太多，容易出现打嗝，食道狭窄进食不畅也易诱发打嗝。可通过练习腹式呼吸缓解症状，若因为消化不良引起打嗝，可服用促胃动力药。避免食用过热或过凉食物。注意腹部保暖。

467. 术后患者总咳嗽正常吗？

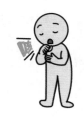

食管癌术后常存在不同程度的慢性咳嗽，咳嗽原因有肺部炎症、胸腔积液、喉返神经损伤呛咳等，其中最主要原因是胃食管反流。患者可以少食多餐、服用抑酸药或促胃动力药，避免吃刺激性食物、甜食，睡前 2 小时避免进食。睡觉休息时床头垫高 30 度，不可平卧。如果咳黄脓痰，建议做胸片或胸部 CT 检查，以判断患者是否存在肺部炎症，如果存在炎症，需要抗感染治疗。

468. 进食后出现腹胀怎么办？

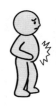

出现腹胀可顺时针按摩腹部，按摩间歇可用热水袋热敷（外面用柔软的棉麻织物或干燥毛巾包裹，避免烫伤）。增加运动，促进肠蠕

动。如未见缓解，可遵医嘱使用促进排气、促进胃动力的药，所有药物需遵医嘱按时按量服用，用药后观察不良反应及用药效果。

469. 怎样预防腹胀？

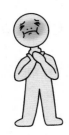

饮食注意少食多餐，细嚼慢咽。避开易导致胃肠胀气的食物，如卷心菜、白菜、黄瓜、玉米、番薯、洋葱、坚果类、豌豆等整豆及干豆类食物、蘑菇、牛奶、碳酸饮料。正餐不要喝太多汤汁和饮料，如要喝，最好在餐前30～60分钟饮用，少吃甜食。

除饮食方面，还可增加运动。

缓慢腹式呼吸运动：患者健侧上肢置于腹部，用鼻深吸气，腹部的手感觉到腹壁尽量鼓起，而后，缩口唇如吹口哨状，经口慢呼气，同时手感觉腹壁回缩。速度以4～6次/分钟，开始时，5次/组、2组/天，逐渐增加到15次/组、3组/天。

腹部按摩训练：平卧，两膝稍弯曲，使腹肌放松，以肚脐为中心，用手顺时针方向缓慢按摩腹部，力量适中，首先在肚脐周围小范围按摩30周，然后肚脐周围大范围按摩30周，2～3次/天，睡前或晨起进行。

470. 喝水或者进食总感觉噎正常吗？

术后吻合口处形成瘢痕，吃东西会有异物感，还有另一种原因就是吻合口狭窄。

如有吞咽困难，可先通过调整食物状态改善症状。如调整食物黏稠度，进食细软多汁的食物、液体或糊状食物、充分切碎食物。小份儿食物方便患者吞咽或预防疲劳（疲劳会增加吞咽困难和增加误吞的风险），使用高能量、高蛋白的肠内营养制剂，进食时同时饮水，保证患者进食时的正确坐姿方便食物吞咽，避免食物积累在口腔。进食流食有困难时可用黏稠剂或乳脂改变流质的黏稠度，进食固体食物有困难，应烹饪食物使其细嫩容易吞咽。如果改变食物状态不能改善症状，须到医院就诊，由医生判断是否有吻合口狭窄及严重程度，严重者需要在内镜下扩张。

471. 吞咽障碍患者如何选择进食体位？

进食体位：取坐位或半卧位。平卧位时胃内容物易反流至口咽部经气管入肺，吞咽障碍患者进食时根据病情选择半卧位，可有效防止误吸的发生。坐位：身体坐直，前倾约20度，颈部稍前屈；半卧位：30度～60度卧位，头部前屈。卧床患者，最小应取30度仰卧位，头部前屈。对能下床者，坐直头稍前屈位。

472. 吞咽障碍患者如何选择食物？

食物的选择：根据饮食习惯及吞咽障碍严重程度，选择容易接受的食物。对准备期功能差的患者减少肉食或其他固体物的摄入，采用易吞咽的食物，胶冻样食物密度均匀，不易松散，容易在口腔内移动，通过咽及食道时易变形，不在黏膜上残留又不易出现误咽，如菜泥、果冻、蛋羹、浓汤。

473. 吞咽障碍患者喂食有哪些注意事项？

喂食方法：①患者可从 1～4 毫升开始，食团放在舌后部或颊部，成人每次进食量不宜超过 300 毫升，进食后 30 分钟内不宜翻身、扣背、吸痰等。②空吞咽。每次吞咽食物后，再做几次空吞咽动作，使食物全部咽下，然后进行下一步进食。③交互吞咽。让患者交替吞咽固体食物和流食，或每次吞咽后喂少许水（1～2 毫升），这样有利于激发吞咽反射并达到去除咽部滞留食物的目的，但注意避免呛咳、误吸等意外的发生。④点头样吞咽。颈部后仰可挤出滞留食物，随后低头并做吞咽动作，反复数次，可清除并咽下滞留的食物。⑤侧方吞咽。梨状隐窝是另一处吞咽后容易滞留食物的部位，通过颈部指向左、右侧的点头样吞咽动作，可去除并咽下滞留于两侧梨状隐窝的食物。⑥进食前后做好口腔及咽部的清洁护理，以减少肺部感染等。

474. 喝水或者进食总是呛咳正常吗？怎样预防呛咳？

手术可能会损伤喉返神经，导致饮水呛咳，随着时间推移症状会逐渐减轻。建议患者喝水用小勺，每次喝水要专心，旁人不可与之交谈，如果仍呛咳，建议患者从半流食开始吃，如芝麻糊等较稠的食物。

475. 患者进食后出现腹泻怎么办？

可以先通过调整饮食状态缓解症状，如增加液体摄入补偿丢失，少食多餐，食用含可溶性纤维的食物，如苹果、香蕉中的果胶有增稠作用，暂时避免食用含不可溶纤维的食物，如未成熟的蔬菜和水果、绿豆、椰子奶、咖喱或咖喱粉、菠菜、啤酒或其他含酒精的饮料、牛奶、冰冻饮料、油炸的食物、含高浓度香料的食物等，使用益生元或益生菌。如果通过饮食调整不能缓解症状，使用止泻药，所有药物需遵医嘱按时按量服用，用药后观察不良反应及用药效果。注意食物的温度及卫生，尽量不食用生冷硬的食物，注意腹部保暖，尽量符合自己平时的饮食习惯。

476. 患者出院后声音嘶哑能恢复吗？

声音嘶哑是术后较常见的症状，可在医生指导下口服营养神经和活血化瘀的药物治疗；另外日常生活中也要做好术后护理，尤其是饮食方面尽量以清淡食物为主，不要吃刺激性较强食物。一般会在出院后半年左右恢复。

477. 声音嘶哑可以通过哪些练习改善？

凸腹凹腹气息练习：自然站立，双目平视，肩、胸、双臂放松，即肩、颈、下颌和喉部肌肉放松，双手重叠，掌心放在脐下 3 寸位置。呼气时脐及脐下方用力向内凹陷，吸气时脐及脐下方用力向外凸出，每分钟呼、吸各 16 次。每次练习 10 分钟，每天 3 次。

凸腹控制膈肌练习：自然站立，吸气时脐及脐下方用力向外凸出，然后保持此状态发 "嘶" 声，要求缓慢、清晰。与此同时，脐及脐下方仍要保持外凸状。气息用完后，口鼻同时吸气再开始发 "嘶"。要求每次发 "嘶" 要保持 30 秒，每次练习 10 分钟，每天 3 次。

快速呼吸练习：自然站立，将凸腹凹腹气息练习快速化，即每分钟呼、吸各 50 次，每次练习 1 分钟，每天练习 5 次。

舌根喉部肌肉功能练习：自然站立，上身前倾，双手掐腰。嘴张大，舌头自然伸出口腔外，以颈椎为轴，轻轻摆动头部从而带动舌体甩动，以舌边碰到左右嘴角为度。每次练习 1 分钟，每天练习 5 次（注意：有严重颈椎病的患者禁做此练习）。

加强发声练习：在上述 4 种练习完全掌握的基础上，进行加强发声运用练习，包括：①用力咳嗽；②咳嗽后发单音 i、e、a、o；③硬起音发短音 kà、kè、kò、gà、gè、gò；④硬起音发双音 ka kà、ke kè、ko kò；⑤硬起音发长音 ka、ki；⑥选择五言唐诗，慢慢诵读，再进行七言唐诗、散文、报刊文章的诵读，语速逐渐加快，以接近或达到正常人交流的语速标准。每次练习 20 分钟，每天练习 3 次。

478. 为什么要戒烟？

吸烟是许多疾病患病的危险因素，几乎对人体所有器官都有损害。吸烟量越大、烟龄越长和开始吸烟年龄越早，吸烟相关疾病和死亡风险越大。戒烟对身体的好处是显而易见 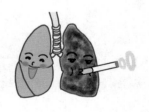 的。停止吸烟后 20 分钟，心率和血压开始下降至正常；戒烟后 2～12 周，循环系统和呼吸系统功能改善；1～9 个月，咳嗽和气短减少。除了这些明显的身体症状外，各种疾病的患病率也都在下降。何时戒烟都不晚，研究表明，即使 60 岁开始戒烟还会赢得平均 3 年的预期寿命。

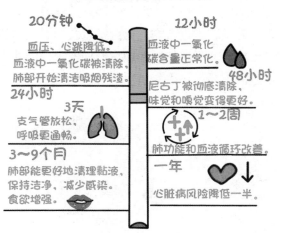

戒烟后的身体变化

479. 吸烟对人体有哪些危害？

吸烟会损害神经系统，使人记忆力衰退，过早衰老，还会损害呼吸系统。经常吸烟的人常年咳嗽、咳痰，易患支气管炎、肺气肿、支气管扩张等呼吸道疾病。另外，吸烟者容易患溃疡，因烟雾中的烟碱会破坏消化道中的酸碱平衡。

480. 二手烟对人体有哪些伤害？

吸二手烟危害主要有呼吸系统受损，因为二手烟当中含有多种有害物质，这些有害物质进入人体呼吸道系统后会对支气管、肺部等造成刺激，从而引起咳嗽、肺功能下降、局部炎症等不良反应，也会影响儿童的正常发育。如果儿童长期处于二手烟环境中，受到一氧化碳、含硫气体、氰化氢等挥发物质的影响，不仅会影响身体各器官、组织的正常发育，甚至还可能会影响智力的发育，也会诱发恶性肿瘤性疾病。因为二手烟中的尼古丁、芳香胺类化合物、重金属以及放射性物质等有害物质都具有致癌性，可增加恶性肿瘤的病发率，因此为了自身健康，日常生活中要尽量避免二手烟的污染。

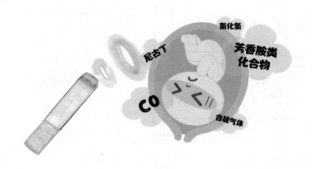

481. 患癌后还有必要戒烟吗？

有必要。首先，吸烟对于身体的危害毋庸置疑。越早戒烟对身体的好处越多。患癌不代表不会再得其他疾病，如果继续吸烟，很有可能会患与吸烟有关的其他疾病。其次，癌症多种治疗方式，如手术治疗、放疗、化疗等都需要相对较好的体质去承担。因此，即使患癌，为了进一步治疗及更好的生活质量，戒烟仍是十分必要的。

482. 过滤嘴会降低吸烟危害吗？

多数人认为选用过滤嘴烟对健康危害较小，但实际上吸带有过滤嘴的烟并不能够降低吸烟对健康的危害。有研究发现，吸烟者在吸带有过滤嘴的烟时，吸入体内的有害物质并没有减少。主要原因是有些过滤嘴由醋酸纤维制成，直径较小，脱落后会随着呼吸进入肺部，从而长期刺激肺泡，最后导致肺癌发生。因此，吸带有过滤嘴的烟并不安全，只要吸烟就会危害健康。

483.低焦油香烟会降低吸烟的危害吗？

低焦油不代表低危害。卷烟烟气中的某些强致癌物含量并不随焦油量的下降而减少，如亚硝胺、稠环芳烃等。在卷烟引燃时产生的侧流烟气中，亚硝胺含量远远高于主流烟气。亚硝胺几乎在动物所有的脏器和组织都可诱发恶性肿瘤。而且低焦油卷烟并不减少和心肌梗死、心绞痛有关的一氧化碳的含量。

484.如何戒烟？

零食戒烟法：准备一些可以磨牙的零食，例如，瓜子、核桃、花生等。这些小零食，因为需要剥皮吃，所以会占用掉很多的时间，从而抵消抽烟的冲动。

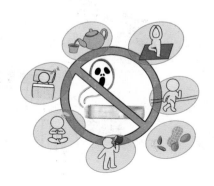

喝水戒烟法：如果想抽烟的话，可以选择喝水，大量喝，把自己喝得胀胀饱饱的，就不会有想抽烟的感觉了。

冥想戒烟法：想抽烟的时候，开始冥想，闭上双眼，身体呈放松状态，然后脑海里想象一下美好的事物和风景，这样，也会抛开抽烟的欲望。

运动戒烟法：运动也可以帮助戒烟。选择在好的天气里，出去跑步或者是爬山。

转移戒烟法：转移注意力的方法，例如，可以玩游戏、看电影、看电视或者是听音乐，这些都可以把注意力从抽烟上挪开。

485. 饮酒对人体有哪些危害？

喝酒一般来说主要伤害身体的三大器官。一是消化道，包括食管、胃，长期的酒精刺激会形成食管炎，胃炎；二是肝脏，因为酒精代谢主要通过肝脏，长期饮酒可能会使患者出现肝损伤，常见的就是酒精性肝硬化，甚至还会由肝硬化转化为肝癌；三是神经系统，长期饮酒对脑细胞有一定损伤。尤其是形成酒精依赖的患者一旦不饮酒，还会出现震颤等戒断症状。

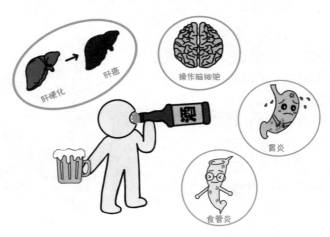

486. 食管癌术后可以喝红酒吗?

红酒虽然酒精含量较低,但也含有酒精,会刺激食道,不利于康复,因此食管癌术后不能喝红酒。

487. 出院后多长时间复查一次?

按主管医生要求,第一次复查在出院后 2～4 周;之后 2 年之内,每 3 个月复查一次;第 3～5 年,每半年复查一次;5 年后一年复查一次。

488. 复查都需要做哪些检查?

按主管医生要求进行复查,通常要求做血常规、血生化、胃系统肿瘤标记物、颈胸上腹部 CT、颈部彩超等检查。必要时需要做胃镜、骨扫描检查等,具体情况需要具体对待。

489. 复查有必要做造影吗?

复查是否需要做造影要视患者情况而定,如患者有吞咽困难等异常症状,医生一般会建议做造影。

490. 术后会很快转移或复发吗?

食管癌术后是否会很快转移或复发主要取决于病理结果,按时复查可尽早发现转移或复发的情况,便于尽早治疗。

491. 出院后出现哪些症状需要立即到医院就诊？

食管术后患者出院后出现常见症状，如恶心、呕吐、咳嗽、腹胀、打嗝、发热、腹泻等，可以先自行观察，如果症状持续加重，且不能缓解，建议到医院就诊。除此之外，出现一些急症，如胸闷憋气、呕血、便血等，须立即到医院就诊。

492. 术后患者有必要每年做胃镜吗？

一般食管术后复查不常规做胃镜，如果出现不适症状，建议做胃镜确定病因。

493. 对于患者复查的医院有什么要求？

为了保证检验结果的可比性，尽量在同一家医院、用相同检验方法连续检验。最好在治疗所在医院做肿瘤标志物检验。如果某一项肿瘤标志物高出正常值很多，应该考虑是否复发或转移。需要明确诊断时还要结合临床表现和影像学检查。因此建议在接受治疗的医院复查。

494. 出院后能马上坐飞机吗？

很多患者担心飞机处于高空，对切口愈合不利，其实飞机内的压力是平衡的，不会对切口有影响。食管术后能否坐飞机主要取决于患者的身体状况，无合并症、心肺功能正常、能耐受飞行时长，就可以坐飞机。

495. 患者是永远都要采取半卧位的姿势睡觉吗？

术后消化道结构改变，患者需长期保持床头抬高 30 度左右的睡姿，以防止反流。

496. 出院时如果戴鼻饲管，什么时候可以拔管？

一般在患者可自行进食并且保证每日进食量能满足机体需要后，方可拔除鼻饲管。

497. 患者恢复后能做剧烈运动吗？

手术是将胸段食管切除，将胃拉入胸腔，替代食管。因此称为胸腔胃。胸腔胃容易压迫肺，引起部分肺不张，导致肺功能下降。因此，长跑时可能会出现气促。如果患者术后恢复较好，肺功能较好，可以从慢走逐渐过渡到慢跑，但不建议做剧烈运动，应量力而行。

498. 居家如何打鼻饲？

按时分次给予：适用于胃内和胃肠功能良好者。将配好的肠内营养液用注射器分次缓慢注入，每次入量不超过 200 毫升，10 ～ 20 分钟完成，每天 6 ～ 8 次。但此方法易引起腹胀、恶心、呕吐、反流与误吸等。

间隙重力滴注：将营养液置于鼻饲袋内，经输注管与喂养管相连，借重力作用缓缓滴注。每次入量 250 ～ 500 毫升，每天 4 ~ 6 次，输注速度为每分钟 20 ~ 30 毫升。多数患者可以耐受。

肠内营养泵输注：是食管癌术后最常见的灌注方式。指营养液在重力滴注、鼻饲泵的控制下连续输注的喂食方法。采用肠内营养泵可保持恒定速度，便于监控管理，适合病情危重、胃肠道功能和耐受性较差、经十二指肠或空肠造口管鼻饲的患者。每小时 20 ~ 50 毫升开始，逐步增加至每小时 100 ~ 150 毫升，浓度亦逐渐增加。

499. 居家鼻饲注意事项有哪些？

鼻饲前，患者取半坐位或床头抬高 30 度。避免进食过程中呛咳、反流、呕吐等情况，减少肺炎的发生。鼻饲后，保持进餐体位 30 分钟，床头抬高 30 度，利于消化，帮助胃排空，并预防误吸。

食物温度以 37 ~ 40 摄氏度为宜。前臂内侧试温，过热易烫伤胃黏膜，过冷易引起胃痉挛。

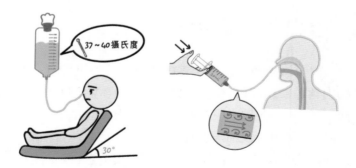

灌食后，注入适量（20 ~ 40 毫升）温开水脉冲式（也就是推—停—推—停的方式）冲洗鼻饲管，避免食物积存在鼻饲

管中变质，引起胃肠炎或堵塞管路。

老年人鼻饲时主要注意防脱管，需每日检查鼻饲管胶布固定是否妥当。另外，意识不清、躁动的老年人要进行保护性约束，防止自行拔管。

500.患者术后总担心转移、复发怎么办？

很多患者术后担心自己的病会不会很快转移或者复发，与其过度担心，不如调整好心态，积极面对，轻松生活。只要按时复查，就能及早发现病情，给予有效治疗。那么该如何调整心态呢？

了解有关知识，正确认识疾病。患者需要了解一些肿瘤基础知识，包括目前医学界对肿瘤的防治观点、研究动态以及发展趋势，以正确认识疾病。通过学习，也能帮助自己更好地配合医务人员，积极进行治疗。

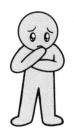

勇于面对现实，树立战胜疾病的信念。人的一生谁也免不了会患有这样或那样的疾病，无论是大病小病，恶性还是良性，都应该坦然面对这一客观现实。尤其是对恶性肿瘤，要有勇于斗争、敢于胜利的决心，要树立一个强大的精神信念，生命每延续一天，都可能会获得新的机遇和希望。所以只要还有一线希望、信念和精神就不能垮掉。

提高心理素质，善于自我调节。癌症患者可以学会减轻自我心理压力的方法和技巧，调节自己的心理状态。例如，练习太极拳、看小说、看电视、听音乐，做自己喜欢做的事，都是使身心松弛的好方法。在力所能及的情况下，适当劳动、外出旅游，有时会收到意想不到的好效果。若紧张焦虑的心情不能得到控制时，可适当用点抗焦虑药或抗抑郁药，如地西泮等，可帮助睡眠，对心理压力有一定的缓解作用。心理压力也可向家人或医务人员倾诉，以得到帮助和劝慰，可以帮助缓解压抑的心情。

活在当下，积极治疗。不要去想象疾病的最终结果，过好现在的每一天。对待疾病要从战略上藐视，战术上重视；制订切实可行的康复计划，积极配合医生的安排，坚持疗程用药。

（王进一）